Praxis-Handbuch

Schlaganfall: Das Leben danach

Rainer Schulze-Muhr

Praxis-Handbuch
Schlaganfall: Das Leben danach

Experten-Tipps
für Menschen mit Schlaganfall und anderen Schäden
des zentralen Nervensystems.

ISBN 978-1542337694

4., überarbeitete und erweiterte Ausgabe

© 2017, Rainer Schulze-Muhr (1. Ausgabe von 2015)

www.handbuch-schlaganfall.de

Erschienen bei CreateSpace Independent Publishing Platform

Auch erhältlich als Kindle eBook bei Amazon.de

Umschlaggestaltung:

Walter Vennemann, Print Production GmbH, Düsseldorf

www.print-prod.de

Inhaltsverzeichnis

1. Plötzlich ist alles anders - die Akutphase   10

1.1 Schnell muss es gehen!   10

1.2 Im Akut-Krankenhaus   14

1.2.1 Schluckstörung   15

1.2.2 Sprech- und Sprachstörung   17

1.2.3 Der spastische Spitzfuß   18

1.2.4 Musiktherapie   20

1.2.5 Dekubitus   22

1.3 Nach dem ersten Schock: Wie geht's jetzt weiter?   24

1.3.1 Rehabilitation   24

1.3.2 Gesetzliche Betreuung und Vorsorgevollmacht   25

2. In der stationären Rehabilitation   28

2.1 Motivation ist alles!   28

2.2 Üben, üben, üben ...   32

2.2.1 Therapie-Methoden (neurophysiologische Krankengymnastik)   33

2.2.2 Selbstheilung, Hypnotherapie, Musiktherapie, Meditation   36

2.2.3 Wie gewonnen so zerronnen ...   42

2.2.4 Fähigkeits-Bewertung nach dem Barthel-Index   43

2.3 Haben die Ärzte immer recht? Der kritische Patient   44

2.4 Wie geht es nach der Reha weiter?   46

2.4.1 Die Finanzen: Krankengeld, Erwerbsminderung   47

2.4.2 Pflegegrad beantragen   50

2.4.3 Pflegegeld oder Pflege-Sachleistung?   53

2.4.4 Ist die Wohnung bereit?   57

2.4.5 Sofort benötigte Hilfsmittel und Pflegehilfsmittel   59

2.4.6 Ambulante Therapien und Therapiegeräte   64

3. Mit der Behinderung leben 68

3.1 Grad der Behinderung (GdB), Sozialgesetzbuch 68

3.2 Schwerbehindertenausweis, Parkausweis 70

3.3 Die Macht der Psyche: Bewältigung und Depressionen 74

3.4 Langfristig benötigte Hilfsmittel 83

3.4.1 Rollstuhl 83

3.4.2 Hilfen für den Transfer zwischen Rollstuhl, Bett und Toilette 95

3.4.3 Lagern und Umlagern im Bett 96

3.4.4 Kommunikationshilfen 97

3.4.5 Alltagshilfen 101

3.4.6 Versicherungen für Hilfsmittel 101

3.5 Erforderliche Umbauten in der Wohnung, Zuschüsse und Finanzhilfen 103

3.6 Verhinderungs- und Kurzzeitpflege, Betreuungs und Entlastungsleistungen 107

3.7 Assistenz und Persönliches Budget 111

3.8 Maßnahmen gegen Spastik 114

3.9 Was tun gegen Muskel- und Knochenschwund? 129

3.10 Die optimale Ernährung – nicht nur für Behinderte 135

3.11 Was tun bei Verdauungsproblemen? 149

3.12 Sex mit Behinderung 155

3.13 Überblick: Vitalstoffe zur Nahrungsergänzung 166

3.13.1 Dringend benötigte Vitalstoffe 166

3.13.2 Vitalstoffe und Medikamente für spezielle Zwecke 173

3.14 Kleidung für Rollstuhlfahrer 181

3.15 Mit Behinderung im Auto unterwegs 183

3.16 Urlaub im Rollstuhl 186

3.17 Beschäftigung, Zeitvertreib, Lebensqualität 194

3.18 Behinderung in der Steuererklärung 198

4. Perspektiven für das Alter   202
4.1 Behinderung im Alter   202
4.2 Wie lange kann das gutgehen?   204
4.3 Der selbstbestimmte Tod   208
4.3.1 Die Patientenverfügung   208
4.3.2 Sterbehilfe   210
4.3.3 Selbstmord   212
4.3.4 Alternativen zum Selbstmord   219
5. Stichwortverzeichnis   222
6. Bildnachweis   227

Vorwort zur vierten Ausgabe 2017

In diesem Handbuch finden Menschen mit einer erworbenen Körper-Behinderung handfeste Praxis-Tipps, kombiniert mit fundiertem Experten-Wissen. Der Einstieg in den neuen Lebensabschnitt als Behinderter wird dadurch enorm erleichtert. Aber auch langjährig Behinderte entdecken hier Informationen, die selbst »alten Hasen« das Leben erträglicher machen. Der Text beschränkt sich auf die wesentlichen Informationen, in Alltagssprache, ohne viel »Drumherum-Gerede« und ohne unverständliches Mediziner-Deutsch.

In jeder Minute geraten Dutzende von Menschen in eine Situation, die ihr weiteres Leben völlig verändert: Unfall oder Schlaganfall (Hirninfarkt, bzw. Hirnblutung) – einhergehend mit einer Schädigung von Hirn oder Rückenmark. Oder man erleidet die Amputation von Gliedmaßen. Diese Ereignisse führen zu starken Beeinträchtigungen, bzw. zu Lähmungen. Die Folge ist möglicherweise ein weiteres Leben im Rollstuhl. Mit bislang unbekannten Problemen, Bedürfnissen und Herausforderungen.

Ein großes Problem in der neuen Lebenssituation ist in vielen Fällen die Beschaffung von Informationen über Therapien, Hilfsmittel, Finanzhilfen usw. Die Ärzte, Therapeuten und Hilfsmittelberater haben nur selten den kompletten Überblick und beraten oft entsprechend lückenhaft. Im nachfolgenden Text werden alle wichtigen Informationen knapp und übersichtlich zusammengefasst.

Jeder Fall ist anders. Deshalb kann dieses Buch lediglich ein Kompass sein, der die Richtung anzeigt zur Bewältigung der neuen Lebenssituation. Diese Informationen und Erfahrungen ergänzen deshalb nur den fachlichen Rat von Ärzten und Therapeuten.

Die Informationen in diesem Buch wurden mit Sorgfalt zusammengestellt. Dennoch kann für ihre Richtigkeit keine Garantie übernommen werden. Für die im Text beschriebenen Maßnahmen übernehme ich keine Haftung. Ihre Nachahmung liegt in der alleinigen Verantwortung des Lesers.

Herzlichen Dank an Susanne Ruhland-Rapps (Fachärztin für Psychotherapie und Psychiatrie) für die fachliche Beratung.

Vielen Dank auch an die Leser der ersten drei Ausgaben, die mit ihren engagierten Rückmeldungen beigetragen haben zu den Ergänzungen der Ausgabe 2017. Die Rückmeldungen haben auch zum neuen Buchtitel geführt. Die ersten drei Ausgaben waren erschienen unter dem Titel »Handbuch Behinderung und Rollstuhl«. Aber auch, wenn sie nicht im Rollstuhl sitzen, finden Patienten (und Pflegende) in diesem Buch viele nützliche Informationen, die die Bewältigung des Alltags erleichtern.

Rainer Schulze-Muhr
Dipl.-Wirt.-Ing. (FH)

Januar 2017

Ich freue mich über Anregungen und Kommentare. Bitte per E-Mail an: post@schulze-muhr.de

1. Plötzlich ist alles anders - die Akutphase

1.1 Schnell muss es gehen!

Die häufigste Ursache für erworbene Behinderungen und eine
der häufigsten Todesursachen ist ein **Schlaganfall**.
Grundsätzlich unterscheidet man zwei Arten von Schlaganfällen: Entweder die Durchblutung einer Hirnregion wird wegen
einer verstopften Ader unterbrochen (ischämischer Schlaganfall oder Hirninfarkt) oder, seltener, eine geplatzte Ader verursacht eine Einblutung in der betroffenen Hirnregion (hämorr-
hagischer Infarkt).[1] Es gibt viele verschiedene Formen mit den
unterschiedlichsten Ursa-
chen und Auswirkungen.
Allgemein spricht man auch
von Hirnschlag (apoplekti-
scher oder zerebraler Insult,
in der gebräuchlichen Kurzform Apoplex oder **Insult**).
Ein solcher Insult unter-
bricht die Sauerstoffversor-
gung der Nervenzellen
(Neuronen) in der betrof-
fenen Gehirnregion. Die
Folge ist eine Schädigung
(Läsion) des **zentralen Nervensystems** (ZNS = Gehirn
und Rückenmark). Daraus

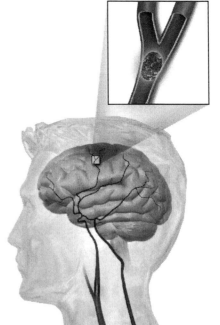

Abb. 2: ischämischer Schlaganfall

---

[1] Vgl. www.strokeassociation.org

können sich vielfältige dauerhafte oder vorübergehende Störungen ergeben: Lähmungen, Gefühllosigkeit, Sprach- und Sprechstörungen, Schluckstörungen, Schädigungen des Sehens oder Hörens, Störungen des Erinnerungsvermögens, der Aufmerksamkeit, der Handlungskontrolle, Schwindel, Depressionen und/oder psychische Veränderungen.

Wichtig: Etliche Schlaganfall-Patienten erleiden in der Folgezeit weitere Schlaganfälle. Oft schon kurze Zeit nach dem ersten Insult, da ja meistens die Ursache für den ersten Schlaganfall noch weiterbesteht. Auch das bewegungsarme Leben als Behinderter erhöht das Risiko für einen erneuten Insult, aber auch für andere Beschwerden. Vorbeugende Maßnahmen sind lebenswichtig! Dazu gehört z.B. das Vermeiden oder Reduzieren von **Übergewicht**, die Kontrolle des Blutdrucks, die Änderung schädlicher Lebensgewohnheiten (Rauchen, zu viel Alkohol, Fehlernährung) und/oder die Einnahme von Medikamenten zur Blutverdünnung. Bestimmte Nahrungsergänzungsmittel können für weite und elastische Blutbahnen sorgen (siehe Kapitel 3.13). In vielen Fällen muss man den Schlaganfall als Weckruf verstehen, zur Änderung bestimmter Lebensgewohnheiten. Viele Patienten tun das auch. Bei anderen schleichen sich im Lauf der Zeit alte Gewohnheiten wieder ein – etwa, weil sie sich einreden, ihr schädliches Konsumverhalten habe etwas mit Lebensqualität zu tun. Etliche Patienten ignorieren und verdrängen das Thema einfach. Sie suchen den Grund für ihre Krankheit überall – nur nicht in ihrer Lebensweise. Je nach Risikoprofil erstellt auch der Arzt einen individuellen Therapieplan für die Langzeitvorsorge. Man sollte jedoch nicht denken, dass das Thema mit der Einnahme von ein paar Medikamenten erledigt ist. Es gibt aber auch

unverschuldete Schlaganfälle, die sich im Vorhinein kaum vermeiden lassen, z.B. durch Gefäß-Missbildungen. Wer weiß,
dass er verengte Gefäße hat, der sollte natürlich für einen
dauerhaft guten Gefäß-Durchfluss sorgen. Hier gilt das oben
Gesagte zu den vorbeugenden Maßnahmen.

Etwa 40 % der Todesfälle in Deutschland werden durch Herz-
Kreislauf-Erkrankungen wie Schlaganfall oder Herzinfarkt verursacht.[1] Das ist damit mit Abstand die häufigste Todesursache. Das Risiko einer solchen Erkrankung kann möglicherweise gesenkt werden mit viel Bewegung, der richtigen
Ernährung und einer optimalen Versorgung mit Vitalstoffen.
Diese Themenbereiche werden in diesem Buch aus der Sicht
von behinderten Menschen beleuchtet.
    Info zum Thema Schlaganfall im Internet, z.B. auf
www.schlaganfall-info.de oder auf www.schlaganfall-hilfe.de

Ein weiterer häufiger Grund für eine Behinderung ist die
Unterbrechung oder Beschädigung der Nervenleitung im
Rückenmark (Spinalisation). Die Folge ist eine **Querschnittlähmung** in unterschiedlichen Ausprägungen. Die Lähmungen
treten unterhalb des betroffenen Rücken- oder Halswirbels
auf. Wenn das Rückenmark komplett durchtrennt ist, bedeutet
das auch, dass man in den betroffenen Körperregionen kein
Gefühl mehr hat (Sensibilitätsstörung). Ist das Rückenmark
nicht ganz durchtrennt, kann es zu einer inkompletten Lähmung (Parese) kommen. In solchen Fällen kann sich die Lähmung mit der Zeit teilweise zurückbilden.
    Die Querschnittlähmung kann durch einen Unfall, aber auch
durch eine Krankheit entstehen, wenn dadurch Druck auf das

---

[1]   Quelle: Statistisches Bundesamt, Wiesbaden

Rückenmark verursacht wird. Üblicherweise ist in den ersten Wochen die Lähmung schlaff, das heißt, es gibt praktisch keine Muskelaktivität. Nach einiger Zeit geht dann oft die »schlaffe Lähmung« über in eine »spastische Lähmung«. Das heißt, es entstehen massive, ungewollte Muskelverkrampfungen (Informationen zum wichtigen Thema **Spastik**: siehe Kapitel 3.8).

Bei Verdacht auf einen Wirbelsäulen-Schaden ist eine schnelle Notfall-Versorgung wichtig. Kreislaufunterstützung und/oder Beatmung können erforderlich sein. In der akuten Phase (spinaler Schock) kann die Gefäßmuskulatur erschlaffen. Dies kann zu Blutdruckabfall und Kreislaufschock führen.[1]

Informationen rund um das Thema Querschnittlähmung findet man z.B. auf der Website der Manfred-Sauer-Stiftung: www.der-querschnitt.de

Auch **Krankheiten** (z.B. multiple Sklerose) und **Kopfverletzungen** (Schädel-Hirn-Trauma) können zu einer teilweisen (Parese) oder vollständigen Lähmung (Plegie oder Paralyse) führen. Die sehr unterschiedlichen Krankheiten oder Unfälle können jede Art von vorübergehender oder bleibender Beeinträchtigung mit sich bringen.

Menschen mit **Amputationen** bilden eine große Gruppe unter den Behinderten. Auch sie finden in diesem Buch viele nützliche Informationen.

---

[1] Vgl. www.der-querschnitt.de

1.2 Im Akut-Krankenhaus

Gelähmt aus dem Koma, aus einer Narkose oder aus einem Dämmerzustand zu erwachen ist eine außergewöhnliche, intensive Erfahrung. Erst allmählich beginnt man zu begreifen, dass etwas Ungeheuerliches geschehen ist – sofern man noch oder wieder bei einigermaßen klarem Verstand ist. Glücklich, wer in dieser Situation Angehörige und Freunde hat, die einem beistehen.

Die akute Phase eines schädigenden Ereignisses erfordert in der Regel eine intensiv-medizinische Behandlung und Überwachung. Zunächst geht es natürlich um die **Erhaltung von Lebensfunktionen**.

Schlaganfall-Patienten sollten in eine spezielle Schlaganfallstation (Stroke Unit) aufgenommen werden. In der Folge geht es auch um die Vermeidung von Komplikationen, etwa einer Lungenentzündung, einer Lungenembolie oder einer Infektion mit resistenten Krankenhauskeimen (z.B. MRSA).

Bei Hirnschäden (zerebrale Läsion) muss bereits in der frühen Akutphase mit der Therapie der Lähmungen und Ausfallerscheinungen begonnen werden (**Physio-, Ergo-, Logotherapie,** evtl. **Neuropsychologie**). Je früher damit begonnen wird, desto besser ist die Erfolgsaussicht. Therapien sollten also nicht erst in der neurologischen (Früh-) Rehabilitation beginnen, die direkt an den Akut-Krankenhausaufenthalt anschließt. Sinnvoll ist es, wenn Therapeuten schon im Akut-Krankenhaus zum Krankenbett kommen. Denn in der ersten Zeit nach dem Insult ist die Fähigkeit des Gehirns, sich neu zu organisieren, am größten.

Bei Querschnittlähmungen beginnen die Therapie-Maßnahmen der Akutphase natürlich ebenfalls mit der Stabilisierung der Vitalfunktionen und eventuell mit der Versorgung der Verletzungen. Danach folgt die sogenannte Frühmobilisation und eventuell die Versorgung einer **Blasen- und Darmlähmung**. Das Zurechtkommen im Alltag und eventuell im Beruf ist ein zentrales Thema der weiteren Rehabilitation. Einige Patienten müssen an der Wirbelsäule operiert werden. Das verändert den Ablauf der Akutphase natürlich entsprechend und kann den Beginn der Reha verzögern.

Behandlung und Pflege im Krankenhaus sind natürlich völlig durchorganisiert. Der routinemäßige Ablauf wird vom Patienten normalerweise nicht beeinflusst. Dennoch ist ein genaues und kritisches Beobachten der ärztlichen, pflegerischen und therapeutischen Maßnahmen sinnvoll. Man sollte darauf bestehen, dass man vorab über jede geplante Maßnahme umfassend aufgeklärt wird. Das ist leider nicht immer selbstverständlich.

Es gibt ein paar Dinge, die man besonders aufmerksam beobachten sollte und die ein Eingreifen erfordern, falls sie offensichtlich nicht richtig ablaufen. Dazu gehört der angesprochene möglichst frühe Beginn von Reha-Maßnahmen. Weitere Themen, die eventuell die Eigeninitiative von Patienten und Angehörigen erfordern, werden nachfolgend angesprochen.

1.2.1 Schluckstörung

Die Lähmungen durch einen Hirnschaden betreffen häufig auch die mehr als 50 Muskelgruppen bzw. die Hirnnerven, die für das Kauen und Schlucken zuständig sind. Der Schluckreflex ist in diesen Fällen gestört. Das betrifft etwa die Hälfte aller Schlaganfall-Patienten in der Akutphase. In den meisten Fällen lässt sich die **Schluckstörung** (neurogene Dysphagie) durch Therapien beheben. Bei einer Schluckstörung besteht die Gefahr, dass Nahrung und bakteriell belasteter Speichel in die Atemwege gelangen. Daraus kann schnell eine **Lungenentzündung** (Aspirationspneumonie) entstehen. Diese ist eine häufige Todesursache.

Bei einer Schluckstörung ist es wichtig, dass bereits in der frühen Akutphase mit einer Schlucktherapie (ein Fachbereich der **Logopädie**) begonnen wird. Manchmal muss der Patient vorübergehend über eine Magensonde ernährt werden. Das ist ein Schlauch, der durch Mund oder Nase in den Magen geschoben wird. Alternativ kann eine PEG (perkutane endoskopische Gastrostomie) durch den Bauch direkt in den Magen gelegt werden. Auf diese Weise kann die Schluckstörung »in Ruhe« therapiert werden. In leichteren Fällen oder bei erfolgreichem Verlauf der Therapie kann es genügen, das Essen zu pürieren und Flüssigkeiten anzudicken, um zu vermeiden, dass sich der Patient daran verschluckt.

Bei schwersten Schluckstörungen kann es notwendig sein, einen **Luftröhrenschnitt** (Tracheotomie) durchzuführen. Dadurch wird ein Zugang zur Luftröhre geschaffen (Tracheostoma). In diesen Zugang wird ein kurzer Schlauch (Trachealkanüle) in die Luftröhre eingesetzt. Man atmet also nicht mehr durch Mund oder Nase, sondern direkt durch das Ventil in die Luftröhre und die Lunge. Die Kanüle erleichtert das Atmen und schützt die Lunge vor Bakterien. Sich ansammelnder Speichel und Schleim können und müssen abgesaugt werden. Für das Schluck- und Sprechtraining wird jedoch ein Ausatem-

Luftstrom im Mund benötigt. Dafür muss die Kanüle ein Sprechventil enthalten, das Luft in die oberen Atemwege leiten kann.

1.2.2 Sprech- und Sprachstörung

Oft sind Patienten mit Hirnschäden mehr oder weniger von einer **Sprechstörung** (Dysarthrie) oder einer **Sprachstörung** (Aphasie) betroffen. Die Aphasie verändert die Fähigkeit, Sprache zu verstehen und/oder sich sprachlich ausdrücken zu können. Bei einer vollständigen Lähmung des gesamten Körpers (**Locked-In-Syndrom**) ist das Sprechen völlig unmöglich. Das kann bedeuten, dass sich der Patient, auch bei klarem Verstand, überhaupt nicht mehr verständlich machen kann. Normalerweise ist das Hören aber nicht betroffen. Wenn zumindest die Augen beweglich sind, kann eine **Buchstaben-Tafel** helfen. Dabei zeigt der Gesprächspartner nacheinander auf die Buchstaben. Der richtige Buchstabe wird vom Patienten durch eine Augenbewegung ausgewählt. Mit viel Geduld kann man auf diese Weise zumindest kurze Mitteilungen verfassen. Eine solche Buchstaben-Tafel gibt es z.B. bei www.tettricks.de zum Herunterladen und Ausdrucken. Patienten, die längere Zeit vom Locked-In-Syndrom betroffen sind, können eventuell mit speziellen elektronischen Hilfsmitteln kommunizieren.

1.2.3 Der spastische Spitzfuß

Bettlägerigkeit bei einer spastischen Lähmung der Beine kann zu einer Verformung der Fußgelenke, also zur Bildung eines Spitzfußes führen.

Vereinfacht gesagt: **Spastiken**, also ungewollte Muskelverkrampfungen, sind eine erlernte Fehlreaktion des Gehirns auf die Unmöglichkeit von willkürlichen Bewegungen. Sie treten bei Querschnittgelähmten genauso auf (spinale Spastik), wie z.B. bei Schlaganfall-Patienten (zentrale Spastik). Das Gehirn reagiert meistens erst nach Tagen oder Wochen mit Spastik auf eine eventuell zunächst schlaffe Lähmung. Bei Querschnittlähmung geschieht das üblicherweise später und dann wesentlich stärker als bei Schlaganfällen. Mehr zum Thema Spastik in Kapitel 3.8.

Beim **spastischen Spitzfuß** wird eine bleibende Fehlstellung durch die dauerhafte Verkrampfung der Wadenmuskulatur verursacht. Das muss unbedingt verhindert werden. Sonst ist ein späteres Gehen oder Stehen kaum noch möglich, bzw. muss durch langwierige Therapien (Redression) erst wieder ermöglicht werden. Manchen Ärzten der Akutphase ist dieses Thema kaum bewusst, weil Spastiken oft erst dann zum Problem werden, wenn der Patient das Akut-Krankenhaus schon verlassen hat. Der Patient, bzw. Angehörige etc., muss eventuell selbst aktiv werden und den Arzt auf die drohende Gefahr der Spitzfußbildung ansprechen. Es gibt Lagerungstechniken zur Spitzfuß-Vorbeugung. Hilfreich ist auch das häufige passive Bewegen der Füße. Vorsorglich kann der Patient die ganze Zeit über **stützende Schuhe** tragen. Diese halten den Fuß in einer 90°-Stellung. Auch wenn das im Bett möglicherweise nicht so bequem ist. Bewährt hat sich die »Ortho

Sandale« von der Schweizer Firma Künzli (www.kuenzli-schuhe.ch). Das ist auch der perfekte Schuh für das Steh-Training bei den Therapien in der Reha und im Stehgerät. Allerdings muss man darauf achten, dass die Muskeln am Fuß-gelenk nicht auf

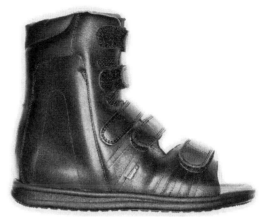

Abb. 3: Gibt festen Halt und lässt Luft an die Füße: die Ortho Sandale von Künzli

Dauer ruhiggestellt und regelmäßig trainiert werden. Die Ortho Sandale ist außerdem der perfekte Alltagsschuh für das ganze weitere Leben im Rollstuhl. Die Sandale hat viele Lüftungsöff-nungen und gibt dennoch dem gesamten Fußgelenk einen festen Halt. Das erleichtert auch den Transfer vom und in den Rollstuhl. Künzli-Schuhe gibt es in verschiedenen Ausführun-gen und Modellen. Man erhält sie in orthopädischen Schuhge-schäften. Sie werden normalerweise von der gesetzlichen Krankenversicherung (GKV) bezahlt.

Manche Ärzte spritzen gerne das Nervengift **Botox** (Botulinum-Neurotoxin Typ A = BoNT A) in die Waden, um Spastik und damit die Bildung von Spitzfüßen zu bekämpfen. Die Wirkung lässt sich aber wohl nur schwer steuern und kann auch ganz ausbleiben. Diese Behandlung sollte man mög-lichst vermeiden.

Anders sieht das die Deutsche Gesellschaft für Neurologie. Zur „Therapie des spastischen Syndroms" heißt es: „Behand-lung des spastischen Spitzfußes mittels BoNT A: Für AbobotulinumtoxinA und OnabotulinumtoxinA konnte jeweils mit einer kontrollierten Studie eine effektive Reduktion eines spastischen Muskeltonus im oberen Sprunggelenk durch intramuskuläre Injektionen von BoNT A in die Wadenmuskulatur im chronischen Stadium mit spastisch erhöhtem Muskeltonus nach Schlaganfall gezeigt werden …"[1]

1.2.4 Musiktherapie

Bereits in der ersten Zeit nach einer Hirnschädigung kann es guttun und helfen, wenn der Patient mit Musik berieselt wird (**rezeptive Musiktherapie**). Klang kann die Erregbarkeit der Nervenzellen im Gehirn verstärken. Die Bildung neuer Nervenbahnen wird dadurch unterstützt. Diese psychotherapeutische Heilmethode kann somit die Heilung neurologischer Störungen auslösen oder beschleunigen.[2]

Musik wirkt aber auch einfach auf die Psyche bzw. die Stimmung: Allein schon die Schaffung einer angenehmen Atmosphäre kann den Krankheitsverlauf positiv beeinflussen. Möglich ist das einfache Abspielen der Lieblingsmusik des Patienten und/oder Sitzungen mit einem Musiktherapeuten. Diese Therapiestunden werden von der gesetzlichen Krankenkasse aber nicht immer bezahlt. Die Berieselung mit Musik ist die einfachste Form der Musiktherapie und kann in Eigeninitiative durchgeführt werden. Trotz der nachgewiesenen positiven Wirkung wird sie von den Akut-Krankenhäusern nicht immer konsequent angeboten. Oft fehlen die technischen Vorausset-

---

[1] Vgl. www.dgn.org/images/red_leitlinien/LL_2008/archiv/ll08kap_096.pdf
[2] Vgl. www.tettricks.de/therapien/musiktherapie und www.wikipedia.org/wiki/Musiktherapie

zungen. Die Patienten wünschen meist vorrangig ein Fernseh-
gerät (was der Psyche freilich auch guttun kann).

In einigen Reha-Kliniken wird eine erweiterte Form der
Musiktherapie angeboten: die **neurologische Musiktherapie.**
Dabei werden Krankengymnastik, Sprech-, Sprach- und
Gedächtnistraining mit Musik bzw. mit rhythmischen Klängen
begleitet (rhythmisch gestütztes Training, bzw. rhythmisches
Entrainment). Dies verstärkt die Wirkung der Therapien zur
Minderung von Lähmungen.

Aber auch auf Menschen ohne neurologische Schäden hat
Musik einen starken Einfluss. Musik aktiviert die Nervennetze
in verschiedenen Gehirnbereichen. Jeder weiß, welche angenehme, entspannende Wirkung Musik haben kann. Darüber
hinaus hat bestimmte Musik aber viele weitere Effekte auf Körper und Geist (psychophysiologische Effekte): beispielsweise
die Senkung des Blutdrucks, die Verringerung der Schmer-
zempfindlichkeit oder das Lösen von Muskel-Verkrampfungen.

Mit der Wirkung von Klängen auf den Menschen befasst
sich die Praxis des **Nada-Yoga**.[1] Mit dieser 5000 Jahre alten
metaphysische Lehre aus Indien kann man sich intensiv
beschäftigen. Hierzu gibt es viele Bücher, Videos etc. Ein
wichtiger Kernsatz der Nada-Yoga-Lehre, wie auch der allgemeinen Musiktherapie ist: Ein Heilerfolg wird vor allem mit
Obertonmusik erzielt. Obertonreiche Musik findet sich vorwiegend in der Klassik. Sie ist erhältlich im Handel auf
Datenträgern oder als Download. Noch einfacher ist das
Abspielen (Streaming) über den Internet-Musikdienst Spotify,
z.B. übers Smartphone oder über den PC. Auch auf Youtube
gibt es ein unüberschaubares und kostenloses Angebot –
allerdings auch allerhand esoterischen Unsinn.

---

[1] Vgl. https://en.wikipedia.org/wiki/Nāda_yoga

1.2.5 Dekubitus

Wichtig ist bei allen Gelähmten das Verhindern von Druck-
und Scheuerstellen auf der Haut. Diese können durch die
andauernde Druckeinwirkung beim Liegen oder Sitzen entstehen (**Dekubitus**, Druckgeschwür, Wundliegegeschwür).[1]
Dekubitus betrifft viele unbewegliche Patienten und kann zu
einem schwerwiegenden Problem werden. Übergewicht,
Schwitzen oder Inkontinenz können das Problem verschärfen.
Auch die Ernährung und die psychische Verfassung beeinflussen das Entstehen von Dekubitus. Querschnittgelähmte ohne
Schmerzempfinden spüren möglicherweise vorhandene
Druckstellen gar nicht. Dies erfordert eine hohe Pflege-Quali-
tät und Aufmerksamkeit. Die Pflegekräfte nehmen dieses
Thema normalerweise sehr ernst. Vorbeugend gegen Dekubitus sollte man auf jeden Fall spezielle Anti-Dekubitus-Matrat-
zen und -Rollstuhl-Sitzkissen verwenden. Auch Schaffelle
haben sich als Unterlage beim Liegen bewährt. Es gibt spezielle Felle oder lammfellähnliche Unterlagen, die bei 95°
waschbar sind, z.B. Lanamed (www.lanamed.de). Normale
Schaffelle sind hingegen ungeeignet. Wenn man es nicht
selbst kann, müssen die Pflegekräfte für eine möglichst häufige Druckentlastung der betroffenen Körperstellen sorgen.
Man sollte zum Duschen nur ph-neutrale und rückfettende
Wasch-Gels verwenden. Sehr gut sind die Produkte der
Menalind-Serie von der Firma Hartmann. Produktname des
Wasch-Gels: »Menalind professional clean Waschlotion«.
Internet-Apotheken liefern diese Produkte besonders preis-
wert (beispielsweise www.medikamente-per-klick.de). Auch
regelmäßiges behutsames Massieren und Einreiben mit einer

---

[1] Vgl. www.pflegewiki.de/wiki/Dekubitus

fetthaltigen Salbe kann den beanspruchten Hautstellen sehr
guttun. Und natürlich möglichst viel Bewegung sowie eine
häufige Veränderung der Sitz- und Liegeposition. Bewegung
und Spastik können dafür sorgen, dass die Muskeln nicht (so
schnell) abgebaut werden. Muskeln bilden ein Druckpolster
und helfen, Dekubitus zu vermeiden.

Außerdem sehr wichtig: die Ernährung und die Versorgung
mit Vitalstoffen. Interessant ist, dass die optimale Ernährungsform (nicht nur) für bewegungseingeschränkte Behinderte
gleichzeitig auch eine wirksame Vorbeugung gegen Dekubitus
sein kann. Siehe Kapitel 3.10. Insbesondere die Versorgung
mit Eiweiß (Protein) spielt bei der Dekubitus-Vorsorge eine
große Rolle.[1] Die Patienten sollten deshalb die Nahrung mit
Eiweiß-Pulver anreichern.

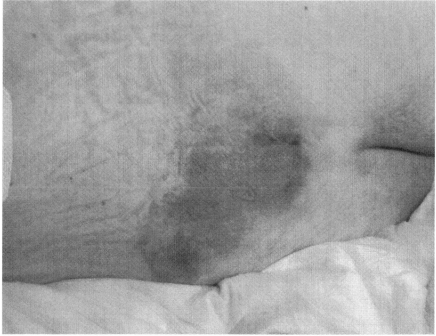

Abb. 4: Dekubitus

[1] Vgl. www.dekubitus.de

1.3 Nach dem ersten Schock: Wie geht's jetzt weiter?

1.3.1 Rehabilitation

Die stationäre medizinische, bzw. neurologische **Rehabilitation** (Kurzform Reha) folgt auf den Aufenthalt im Akutkrankenhaus. In der Reha werden die vorhandenen Funktionsstörungen behandelt. Schlaganfall-Patienten sollen nach der Behandlung möglichst ohne Beeinträchtigungen in ihr bisheriges Leben zurückzukehren können. Ist eine Heilung nicht oder nur teilweise möglich, dann sollen die Patienten wenigstens ihren Alltag meistern können. Auch die Rückkehr in die sozialen und beruflichen Lebensbereiche kann Ziel der Reha sein. Wie gesagt ist vor allem bei Schlaganfällen ein schneller Beginn der Reha unerlässlich. Er sollte innerhalb der ersten zehn Tage nach dem schädigenden Ereignis erfolgen, sofern keine Komplikationen vorliegen, die eine rasche Entlassung aus dem Akut-Krankenhaus verhindern. Häufig ist zu diesem Zeitpunkt auch noch während der stationären Reha-Behandlung eine intensiv-medizinische Betreuung notwendig (Frührehabilitation). Normalerweise empfiehlt das Krankenhaus der Akutphase, bzw. der dortige **Sozialdienst**, eine geeignete **Reha-Klinik**. Allerdings ist diese Empfehlung nicht in jedem Fall die beste Wahl für den Patienten, z.B. weil bestimmte andere Aspekte bei der Empfehlung eine Rolle spielen. Deshalb lohnt sich eventuell eine intensive Recherche, ausgehend von der individuellen Diagnose. Besonders in schwereren Fällen lohnt sich diese Mühe. Informationen findet man in Internet-Portalen wie z.B. www.rehakliniken.de. Insbesondere sollten die jeweils angebotenen Therapiemethoden genau unter die Lupe genommen werden. In Kapitel 2.2.1 werden die gängigen Therapiemethoden kurz vorgestellt. Man kann natürlich trotzdem Pech haben und in einer guten Klinik an einen schlechten Therapeuten geraten – oder umgekehrt. Falls der Wunsch besteht, in eine andere Reha-Klinik aufgenommen zu werden, dann muss das ggf. bei der gesetzlichen Krankenkasse beantragt werden.

Wenn Manager in ihren Unternehmen neue Projekte oder Prozesse einführen, gilt die Regel t-t-t: »Things take time« (Die Dinge brauchen Zeit). Die Regel »t-t-t« gilt auch für das Projekt »Neu-Organisation des Gehirns«. Man darf nicht die Geduld verlieren. Denn das Neu-Erlernen von Bewegung kann quälend langsam gehen. Zwar kommen spontane Rückbildungen von Lähmungen (**Spontanremission**) vor, vor allem in den ersten Monaten nach der Schädigung. Aber das geschieht nicht immer und nicht in allen betroffenen Körperteilen.

1.3.2 Gesetzliche Betreuung und Vorsorgevollmacht

Einige Patienten sind, zumindest vorübergehend, nicht mehr in der Lage, anstehende Entscheidungen selbst zu treffen. Dies betrifft normalerweise nicht nur Entscheidungen zur weiteren medizinischen Behandlung, sondern zu allen Lebensbereichen. Insbesondere geht es auch um die Regelung von Geldangelegenheiten. Praktische Angelegenheiten des Alltags werden meistens von den Angehörigen übernommen. Nicht so einfach ist die Übernahme einer »rechtsgeschäftlichen Vertretung« für erwachsene Menschen. Das betrifft die Vorgänge, bei denen eine eigenhändige Unterschrift erforderlich ist. Rechtsgeschäfte kann nur ein vom Betreuungsgericht (Amtsgericht) eingesetzter **gesetzlicher Betreuer** übernehmen. Bei minderjährigen Kindern spricht man dagegen von gesetzlicher Vertretung (**Vormundschaft**). Volljährige können in Deutschland nicht entmündigt und unter Vormundschaft gestellt werden. Stattdessen kann das Gericht eine rechtliche Betreuung anordnen. In den meisten Fällen beauftragt das Gericht damit einen Angehörigen. Wenn es eilig ist, kann das Gericht in einem vereinfachten Verfahren durch einstweilige Anordnung einen vorläufigen Betreuer bestellen.[1] In einer vorab erstellten **Betreuungsverfügung** kann man eine Person vorschlagen, die im Ernstfall zum Betreuer bestellt werden soll. Das Betreuungsgericht hat diesem Vorschlag zu entsprechen, wenn es dem Wohl des Patienten nicht zuwiderläuft.

Das gerichtliche Verfahren zur Bestellung eines gesetzlichen Betreuers kann also mit einer vorab erstellten Betreuungsverfügung abgekürzt werden. Wer sich als Patient aber nicht völlig den Entscheidungen eines Betreuers ausliefern will, der kann stattdessen vorab eine »rechtsgeschäftliche Vollmacht« ausstellen. In einer solchen **Vorsorgevollmacht** kann man genau festlegen, für welche Angelegenheiten eine Vertrauensperson bevollmächtigt wird. Der durch die Vorsorgevollmacht Bevollmächtigte ist dann kein gesetzlicher Betreuer. Er darf also ausschließlich die Dinge regeln, die in der Vorsorgevollmacht aufgelistet sind. Bei längerfristiger Hilflosigkeit kann trotz der Vollmacht eine gesetzliche Betreuung notwendig werden. Für diesen Fall kann die Vorsorgevollmacht einen Absatz mit einer Betreuungsverfügung enthalten.

Für die vom Betreuer oder vom Bevollmächtigten zu treffenden Entscheidungen im medizinischen Bereich ist maßgeblich, was der Betroffene vorab in einer **Patientenverfü-**

---

[1] Vgl. www.rechtlichebetreuung.de/betreuungsrecht

gung festgelegt hat. Insbesondere geht es dabei um die Verweigerung lebensverlängernder Maßnahmen im Fall einer tödlich verlaufenden Krankheit.

Vordrucke für die Vorsorgevollmacht gibt es zum Herunterladen auf der Homepage des Bundesministeriums der Justiz und für Verbraucherschutz: www.bmjv.de. Dort findet man auch Textbausteine zum Verfassen einer Patientenverfügung. Näheres zum Thema Patientenverfügung in Kapitel 4.3.1.

Viele Menschen verfassen also vorsorglich, wenn sie noch gesund sind, eine Vorsorgevollmacht und eine Patientenverfügung. Normalerweise genügt es, diese Schriftstücke zu unterschreiben und sicher zu verwahren – natürlich so, dass sie im Ernstfall gefunden werden. Manchmal kommen Zweifel auf, ob ein Betroffener diese wichtigen Schriftstücke auch wirklich selbst unterschrieben hat. Denn so mancher Angehörige oder Verwandte ist mit den darin festgelegten Regelungen gar nicht einverstanden. Besonders, wenn es um Vollmachten geht, welche die Finanzen betreffen. Deshalb ist es sinnvoll, die Dokumente im Beisein eines Notars zu unterschreiben (**notarielle Beglaubigung**). Das kostet nicht viel und bringt Sicherheit. Falls es um Vollmachten für größere Vermögenswerte oder Firmen geht, sollten diese eventuell nicht nur notariell beglaubigt, sondern richtig beurkundet werden.

Auf jeden Fall sollten Vorsorgevollmacht und Patientenverfügung beim **Zentralen Vorsorgeregister** der Bundesnotarkammer registriert werden. Im Notfall schauen die Ärzte dort nach, ob solche Dokumente vorliegen. Beim Zentralen Vorsorgeregister liegen nicht die Dokumente selbst. Die Datenbank gibt Auskunft über deren Vorhandensein und über den Namen eines Bevollmächtigten. Man kann auch einen Kommentar hinterlegen, z.B. über den Aufbewahrungsort der Dokumente.

2. In der stationären Rehabilitation

2.1 Motivation ist alles!

In Deutschland ist der Aufenthalt in einer Reha-Klinik normalerweise zunächst auf drei oder vier Wochen begrenzt. Bei
medizinischer Notwendigkeit kann die Krankenkasse eine Ver-
längerung genehmigen. Auf jeden Fall muss der Patient versuchen, in dieser begrenzten Zeit einen maximalen Behand-
lungserfolg für sich herauszuholen. Wichtige Voraussetzung
dafür ist die innere Einstellung und **Motivation**. Ein hoch moti-
vierter Reha-Patient ist aber alles andere als selbstverständlich. Für **Antriebslosigkeit** während der Reha kann es verschiedene Gründe geben:

Eine wichtige Rolle spielen der **Charakter** und die **Willenskraft** eines Menschen. Schlaganfälle haben häufig ihre Ursache in der Lebensweise des Patienten. Hauptursachen von
Herz-Kreislauf-Erkrankungen sind Bewegungsmangel, Übergewicht, falsche Ernährung, Rauchen, Alkohol und ein Mangel
an Vitalstoffen. Viele Menschen werden durch ihre Krankheit
aufgerüttelt, ihre Lebensweise komplett zu ändern. Sie verstehen das Ereignis als dringendes Warnsignal des Körpers und
tun alles, um wieder fit zu werden. Es gibt aber auch Betroffene, die sich nicht, oder nur kurzzeitig, dazu aufraffen können, schädliche Gewohnheiten zu ändern. Solche Menschen
verhalten sich dann auch in der Reha möglicherweise passiv
und träge.

Zweiter möglicher Grund für mangelnde Motivation: Viele Hirnschäden führen zu Störungen von Gedächtnis und Verstand. Auch ein Teil der Querschnittgelähmten wurde beim auslösenden Unfall nicht nur an der Wirbelsäule verletzt, sondern zusätzlich am Kopf. Menschen mit einer **Störung des Verstands** leben oft in ihrer eigenen Welt und verstehen kaum, was die Therapeuten von ihnen verlangen. Häufig kommt es auch zu Widerständen gegen anstrengende oder belastende Therapien.

Ein weiterer Grund für mangelnde Motivation betrifft auch viele Querschnittgelähmte: die Störung der **Psyche.** Wenn man sich plötzlich in einer solchen Situation wiederfindet, dann hat das natürlich Auswirkungen auf die psychische Verfassung. Bei Schlaganfall-Patienten sind zudem vielfach vorübergehende oder dauerhafte Wesensveränderungen zu beobachten. Man sieht in Reha-Kliniken allenthalben Betroffene, die lange Zeit nur aus dem Fenster starren und lethargisch auf die nächste Therapiestunde oder aufs Essen warten. Die Wartezeiten in der Reha lassen viel Raum fürs Grübeln über das erlittene Unglück und über die Folgen der veränderten Lebenssituation. Manchmal wechseln Phasen des Selbstmitleids mit Phasen, in denen Kampfgeist den Ton angibt. Auch Einsamkeit, bzw. ein ungünstiges soziales Umfeld, kann hierbei eine Rolle spielen. So manche Frohnatur überdeckt unbewusst die grüblerischen Gedanken mit aufgesetzter Fröhlichkeit und/oder wortreicher Geselligkeit. Den Kliniken ist dieses Problem natürlich bekannt. Das Verabreichen von stimmungsbeeinflussenden Medikamenten (Stimmungsaufheller, Antidepressiva) scheint deshalb gängige Praxis zu sein. Das ist bei vernünftiger Dosierung und vorheriger Absprache vielleicht nicht falsch. Allerdings können solche Medikamente erhebliche Nebenwirkungen mit sich bringen. Man sollte sich darüber genau informieren.

Mindestens ein Drittel der Schlaganfall-Patienten erkrankt an einer richtigen **Depression** (Post-Schlaganfall-Depression, bzw. Post-Stroke-Depression – **PSD**).[1] Depressive Niedergeschlagenheit kann den Krankheitsverlauf natürlich gravierend beeinflussen.

Unterstützend gegen schlechte Stimmung und/oder Depression hilft möglicherweise die Einnahme von Kapseln mit der natürlichen Aminosäure **Tryptophan**[2], in Kombination mit Vitamin D in hoher Dosierung und Omega-3-Fettsäuren. Details dazu in Kapitel 3.3. Das ist frei von Nebenwirkungen und in vielen Fällen die bessere Alternative zur Chemie – auch, wenn das manche Ärzte belächeln.

In der Rehabilitation wird üblicherweise auch eine Psychotherapie angeboten, mit deren Hilfe das Geschehene leichter bewältigt werden soll. Diese psychosoziale Begleitung sollte man auf jeden Fall in Anspruch nehmen. Denn ein solches Ereignis kann auch den stärksten Kerl aus der Bahn werfen.

Neben den Therapien hat man in der Reha die Möglichkeit, »Leidensgenossen« kennen zu lernen. Mit denen kann man sich austauschen und an ihren Erfahrungen teilhaben. Das kann der Psyche guttun. Manchmal entstehen daraus lebenslange Freundschaften.

Die **psychische Bewältigung** einer Behinderung läuft meistens in mehreren Phasen ab. Die lassen sich wohl kaum überspringen, allenfalls abkürzen, bzw. in ihren Auswirkungen abmildern. So oder so ist es wichtig, dass der Patient in

---

[1] Vgl.www.psychosoziale-gesundheit.net
[2] Vgl. www.aminosäure.org/aminosaeuren/l-tryptophan

seinem sozialen Umfeld Halt findet. Mehr zum Thema psychische Bewältigung in Kapitel 3.3.

Psyche und Willenskraft können bei Hirnschäden dazu beitragen, dass ein Teil der Lähmungen spontan zurückgeht (**Spontanremission**), vor allem in den ersten Monaten nach der Schädigung. Es ist gar nicht so selten, dass man eines Morgens aufwacht und plötzlich den Arm oder die Finger bewegen kann. Dies wird manchmal schon ausgelöst durch einfache Impulse: z.B. das Lesen eines Artikels über Heilerfolge oder durch Fortschritte des Bettnachbarn. Die Psyche hat einen enormen Einfluss auf den Krankheitsverlauf.

Manche Patienten erhoffen sich Hilfe von **Geist- und Wunderheilern, Gesundbetern** etc. Angebliche Heilerfolge sind aber in Wirklichkeit Spontanremissionen, ausgelöst allein durch den Glauben an solche Wunder.

2.2 Üben, üben, üben ...

Übung macht den Meister. In vielen Fällen, vor allem nach einem Schlaganfall, können die Aufgaben beschädigter Hirnregionen von anderen Hirnregionen erlernt werden, zumindest teilweise. Auch können **Nervenzellen** (Neuronen) neu nachwachsen. Neu gebildete oder neu verknüpfte Nervenbahnen im Gehirn sind zunächst dünne Pfade, bildlich gesprochen. Durch ständiges Üben können sie zur Autobahn werden. Wenn also eine **Hirnregion** lernt, einen Arm zu heben, dann kann das durch viele Tausend Wiederholungen immer leichter gehen. Der Arm hat dann mehr und mehr Kraft und ermüdet langsamer. Ob diese Umstrukturierungen im Gehirn stattfinden und zu spürbaren Verbesserungen führen, hängt von etlichen Faktoren ab: natürlich von der Art und vom Ausmaß der Hirn-Schädigung; von der Qualität und vom Umfang der Therapien in der Reha. Aber auch davon, ob starke **Spastiken** und/oder psychische Faktoren die Therapie behindern. Das Gehirn kann ein Leben lang neue Nervenbahnen bilden und verstärken, auch noch im fortgeschrittenen Alter. Das gelingt allerdings nur dann, wenn das durch ständiges Üben angeregt wird. In schweren Fällen kann eine lebenslange Therapie erforderlich sein, auch wenn die gesetzlichen Krankenkassen irgendwann nicht mehr zahlen wollen. Nach der Entlassung aus der Reha bekommt man normalerweise nur noch wenige ambulante Therapie-Stunden pro Woche. Aber zwei oder drei Physiotherapie-Termine reichen kaum aus, wenn man noch Verbesserungen erreichen möchte. Man muss schon auch selbst üben. Dies erfordert natürlich Disziplin und Eigeninitiative. Gut, wenn man einen Partner hat, der einen dabei unterstützen kann. Es kann also lebenslang Fortschritte geben, die allerdings mit den Jahren immer kleiner und unmerklicher werden. Durch die Umstrukturierungen im Gehirn können auch Symptome wie Schwindel und nervlich bedingtes Jucken nach und nach zurückgehen.

Schäden am Rückenmark oder in dem Bereich, wo das Rückenmark ins Gehirn übergeht (Hirnstamm) betreffen die Teile des **zentralen Nervensystems**, wo es keine Nachbarbereiche gibt, die verlorene Funktionen übernehmen könnten. Das betrifft z.B. Patienten mit Hirnstamm-Infarkt oder Querschnittlähmung. Bei Querschnittlähmung ist es normalerweise so: Wenn das Rückenmark einmal durchtrennt ist, wächst es nicht mehr zusammen. Die Physiotherapie hat dann nicht die Rückbildung der Lähmung zum Ziel. Es wird trainiert, die noch vorhandene Beweglichkeit bestmöglich einzusetzen. Ziel ist vor allem das Zurechtkommen im Alltag und eventuell im Beruf, sowie das Erreichen größtmöglicher Selbstständigkeit. Anders kann es aussehen, wenn die Querschnittlähmung durch eine Krankheit entstanden ist und/oder das Rückenmark nur gequetscht und nicht ganz durchtrennt ist. In diesen Fällen kann die Therapie durchaus zu einer Rückbildung der Lähmung führen oder beitragen.

2.2.1 Therapie-Methoden (neurophysiologische Krankengymnastik)

»Funktionsausfälle nach Verletzungen motorischer Nervenzellen können zu schweren Behinderungen führen. Deren Behebung oder zumindest Besserung zählen zu den wichtigen Aufgaben von Physio- und Ergotherapeuten.«[1]

---

[1] »Grundlagen der Therapie bei erworbenen Lähmungen« von Christel Eickhof

Nachfolgend ein kurzer Überblick über gebräuchliche Therapie-Methoden (neurophysiologische Krankengymnastik) zur
Behandlung von Lähmungen:

Die **Vojta**-Therapie
In der Therapie nach Vojta wird versucht, bei Menschen mit
geschädigtem Zentralnervensystem die angeborenen Bewegungsmuster auszulösen. Durch bestimmte Druck-Reize werden Reflexe ausgelöst (Reflexlokomotion), die Nervenbahnen
zwischen Gehirn und Rückenmark neu anbahnen können.
Dadurch können Bewegungsstörungen nachhaltig beseitigt
oder gemindert werden.

Die **Bobath**-Therapie
In der Bobath-Therapie wird durch ständiges Wiederholen
gefördert, dass gesunde Gehirnbereiche Funktionen von
abgestorbenen Gehirnbereichen übernehmen können (Plasti-
zität). Es werden Nervenbahnen geschaffen und verstärkt. Die
Bobath-Therapie wird häufig eingesetzt bei teilweise gelähmten Patienten nach einem Schlaganfall.

Die **PNF**-Therapie (Propriozeptive Neuromuskuläre Fazilitati-
on)
Bewegungsmuster sind im zentralen Nervensystem abgespei-
chert. In der PNF-Therapie wird mit verschiedenen Reizeinwir-
kungen versucht, diese nicht mehr zugänglichen Bewegungsmuster neu auszulösen. Bewegungsabläufe gesunder Kör-
perabschnitte sollen auf die gelähmten Körperteile übertragen
werden.

Die **SRBT**-Therapie (Systematisches repetitives Basis-Training)
Man weiß heute, dass sich das Gehirn regenerieren, bzw.
umorganisieren kann. Die Frage ist, warum dann so viele
Therapien erfolglos sind.

Viele Bewegungsabläufe sind schwierig und gelingen
anfangs nicht. Das Gehirn bekommt dann keine Erfolgsmel-
dung, der Lerneffekt bleibt weitgehend aus. Beim repetitiven
Basis-Training werden zunächst Einzelbewegungen geübt und
gelernt. Erst wenn die Einzelbewegungen beherrscht werden,
sollen sie zu komplexeren Bewegungsabläufen zusammen-
gesetzt werden. Insbesondere für das Wiedererlernen der
Arm- und Handbewegung ist repetitives Training von großer
Bedeutung (Arm-Basis-Training ABT).

Vertiefende Informationen findet man in dem Buch „Grundlagen der Therapie bei erworbenen Lähmungen" von Christel
Eikhof.

Die **Taub**-Therapie (Forced-Use)
Die Taub-Therapie wird bevorzugt bei Schlaganfall-Patienten
eingesetzt. Dabei wird einerseits die gesunde Seite ruhiggestellt und andererseits die gelähmte intensiv trainiert. Der
Patient soll dazu motiviert bzw. gezwungen werden, die
erkrankte Hand möglichst viel einzusetzen.

Meistens haben sich Reha-Kliniken spezialisiert und bieten
nur ein oder zwei Therapieformen an. Dann ist es Glück, wenn
das im Einzelfall zufällig die optimale Behandlungsmethode
ist. In der Praxis wird das in der Reha mit dem Patienten gar
nicht besprochen. Es wird erwartet, dass er die Therapie so
akzeptiert, wie sie ist. Wenn man die Ärzte und Therapeuten

darauf anspricht, finden diese freilich stets die richtigen Worte, um ihre Therapien zu »verkaufen«. Wenn man Glück hat, gerät man an einen guten Therapeuten, der mit seinem Können eine wenig geeignete Therapiemethode ausgleichen kann. Oft führt ein dürftiger Therapieerfolg dazu, dass man erst im Nachhinein feststellt, dass eine andere Therapie möglicherweise mehr Erfolg gebracht hätte. Auf jeden Fall ist es klug, wenn sich Patienten und/oder Angehörige intensiv damit beschäftigen, welche Therapie die beste ist. Auch, wenn manche Ärzte das als Einmischung auffassen und entsprechend herablassend reagieren.

Normalerweise wäre es richtig, einen individuellen Therapieplan zu erstellen, der einzelne Elemente verschiedener Methoden enthalten kann. In der Stress-Situation beim Aufnahmegespräch zu Beginn der Reha wird man aber in der Regel einfach dem Arzt vertrauen müssen.

2.2.2 Selbstheilung, Hypnotherapie, Musiktherapie, Meditation

Dieses Buch informiert darüber, was Betroffene und Angehörige selbst unternehmen können, um ihre missliche Situation zu verbessern. Begleitend zu den »offiziellen« Therapien in der Reha ist es enorm wichtig, die im **Unbewussten** verborgenen Kräfte der **Selbstheilung** zu aktivieren. Diese können die Auswirkungen von Krankheiten oder Verletzungen mildern. Anders gesagt: Die Kraft der Gedanken kann helfen, gesund zu bleiben oder zu werden. Denn Geist und Körper sind eng miteinander verknüpft und beeinflussen sich gegenseitig. Das

Unbewusste spielt auch bei der Therapie von erworbenen Lähmungen eine entscheidende Rolle.

Selbstheilung ist ein dehnbarer Begriff. Er beschreibt zunächst die angeborenen, reparierenden Selbstheilungskräfte, mit denen der menschliche Körper beispielsweise Wunden heilt, Erkältungs-Bakterien bekämpft oder das Gehirn nach einem Schlaganfall umorganisiert. Im weiteren Sinn geht es bei der Selbstheilung darum, wie die Kraft der Gedanken, also die Psyche, diese Reparatur-Vorgänge beschleunigen oder auslösen kann. In diesem Zusammenhang versteht man Selbstheilung als Bestandteil der sogenannten Salutogenese.[1] Die Salutogenese befasst sich mit der Frage, wie Gesundheit entsteht und welche subjektiven und objektiven Faktoren zu ihrer Erhaltung und Verbesserung beitragen. Insbesondere die Wirkung von Gedanken und Gefühlen auf die Gesundheit ist Gegenstand der Salutogenese. Auch die klassische Wissenschaft befasst sich mit dem Einfluss der Psyche auf die Gesundheit (Psychoneuroimmunologie). Allerdings tun sich viele Schulmediziner schwer damit, dieses Thema aktiv in ihre Behandlung einzubeziehen.

Über das Thema Selbstheilung gibt es einige Bücher und Websites. Darin findet man leider häufig lächerliche Behauptungen aus Esoterik und New Age über die angebliche Wirkung von übernatürlichen Kräften. Nicht wenige Menschen glauben auch an die magische Wirkung religiös verbrämter Rituale wie »Handauflegen« oder »Gesundbeten« – selbst in unserer aufgeklärten Zeit. Allenthalben findet man Berichte über angebliche Heilerfolge von Leuten, die sich als Wunder- oder Geistheiler feiern lassen – und dabei meist kräftig verdienen. Andererseits: Allein der Glaube an Behauptungen und

---

[1] Vgl. https://de.wikipedia.org/wiki/Salutogenese

Rituale aus der esoterischen Pseudowissenschaft kann die Psyche derart beeinflussen, dass dadurch Spontanremissionen, also schlagartige Heilerfolge, ausgelöst werden. Eine Pilgerreise nach Lourdes oder ein Besuch in der spirituellen Welt der Navajo-Indianer kann also tatsächlich helfen, die im Unbewussten schlummernden Kräfte der Selbstheilung zu aktivieren – sofern man fest daran glaubt. Studien zeigen: Herzpatienten, die zusätzlich mit Handauflegen und Gebeten therapiert wurden, gesunden besser als allein konventionell behandelte Patienten. Die Beschäftigung mit esoterischen oder religiösen Wunderheilungen richtet also sicher keinen Schaden an, solange die üblichen Therapien dadurch nicht behindert, sondern unterstützt werden.

Die Heilung durch die Kraft der Gedanken lässt sich verstärken oder auslösen durch die Methode der **Autosuggestion**. Dabei werden positive Gedankenformeln und bildliche Vorstellungen immer wieder aufs Neue wiederholt. Mit den ständig wiederholten Wunschgedanken wird das Unbewusste trainiert und beeinflusst. Deshalb können sich auch immer wieder aufgesagte Gebete und Mantras positiv auf die Heilung auswirken. Bewusst angewandte Autosuggestion wird oft verbunden mit Methoden der Hypnose, Entspannung und Meditation.

Einige erprobte Methoden zur Anregung der Selbstheilung werden nachfolgend beispielhaft angesprochen.

Die **Hypnotherapie** (Hypnosepsychotherapie) ist eine wissenschaftliche Methode der Psychotherapie. Es wird dabei ein Zustand der Tiefenentspannung (hypnotische Trance) angestrebt. In diesem Zustand öffnen sich Zugänge zu verborgenen Schichten der Persönlichkeit und zu unbewussten

Denkvorgängen. Der Trance-Zustand führt also zu einer tiefen seelischen Öffnung, die den Weg für weitreichende Heilungs- prozesse ebnen kann. Hypnotherapie wird bei verschiedenen Störungen eingesetzt. Unter anderem bei Lähmungen nach einem neurologischen Insult, zur Förderung der psychischen Krankheitsverarbeitung und zur Steigerung der Motivation. Im entspannten Zustand der Hypnose gelingt die Bewegung der gelähmten Körperteile als bildliche Vorstellung. Diese vorge- stellte Bewegung kann neue Vernetzungen im Gehirn anbah- nen. Die Wirksamkeit ist wissenschaftlich belegt und so gehört die Hypnotherapie zu den von den deutschen Krankenkassen anerkannten Leistungen.

Es gibt zwei Vorgehensweisen bei der Hypnotherapie: Therapie-Sitzungen und/oder Datenträger (CDs) mit den therapeutischen Einheiten. Mit den CDs gelingt es, den erwünschten Trancezustand sehr rasch zu erreichen. Erfahrungsgemäß bereits beim ersten Hören. Er wird als äußerst angenehm, tief entspannend und innerlich festigend erlebt. Bei der Hypnotherapie der Psychologin Karin Görz, Heidelberg, gibt es sechs aufeinander aufbauenden Thera- pieeinheiten auf CD. Man erhält sie, gemäß einem genauen Therapieplan, jeweils einige Wochen nacheinander und kann sie einfach anhören. Wichtig ist nur, dass man dabei völlig ent- spannt und ungestört ist. Eventuell ist es deshalb vorteilhaft, die Inhalte der CDs auf einen MP3-Player oder Smartphone mit Kopfhörer zu übertragen. Vor Behandlungsbeginn ist nor- malerweise eine einmalige Therapie-Sitzung erforderlich. Mit der Hypnotherapie kann jederzeit begonnen werden: beglei- tend während der Reha und danach zu Hause – auch Jahre nach dem schädigenden Ereignis.

Als Therapieziele der sechs CDs werden angegeben: »Ich-Stärkung, Selbstvertrauen, Wahrnehmungsverbesserung, Stimmungsaufhellung, Leistungsmotivation, Aktivitäts- und Antriebssteigerung, Verbesserung von Tiefensensibilität und Gleichgewicht, tiefe seelische Öffnung, Anbahnung weitreichender Heilung, motorische Verbesserung (u.a. Beweglichkeit von Arm, Hand, Finger, Bein, Fußheber), Spastikreduzierung, Verbesserung von Erinnerungsvermögen, Lernen (Speicherung von Neuinformationen) und Behalten, Konzentration, Aufmerksamkeit.«
Kontakt: Karin Görz, Dipl.-Psychologin, 69123 Heidelberg - Wieblingen

Eine weitere erprobte Methode zur Selbstheilung bei Hirnschäden ist die **Musiktherapie**. Diese wurde bereits ausführlich in Kapitel 1.2.4 erläutert, weil man damit bereits im Akut-Krankenhaus beginnen kann und sollte. Die wohltuende Wirkung und Heilkraft von Obertonmusik unterstützt auch aktiv die neurologischen Therapien der Reha. Musik sollte auch die spätere nachstationäre Phase zuhause begleiten.

Auch **Meditation** kann einen wichtigen Beitrag leisten zur Aktivierung der Selbstheilung. Darüber hinaus beeinflusst Meditation auch das Gehirn gesunder Menschen sehr positiv und kann die Hirnleistung nachhaltig steigern. Allerdings setzt das Erlernen und die regelmäßige Anwendung von Meditationstechniken einige Disziplin voraus. Die segensreiche Wirkung der Meditation muss man sich regelrecht erarbeiten. Dafür kann man aber auch überreich belohnt werden. Auf jeden Fall kann man sagen, dass sich der Zeitaufwand lohnt – für kranke wie auch für gesunde Menschen.

Mit Meditation bezeichnet man Konzentrationsübungen, die den Geist beruhigen und sammeln. Geübte Meditierende können ihr Bewusstsein beeinflussen und erweitern. Die Denkleistung wird erhöht. Meditation hat ihre Wurzeln in fernöstlichen Religionen, aber auch in der christlichen, islamischen und jüdischen Tradition. Die christliche Mystik gilt als Praxis, die eine »Einswerdung« mit Gott zum Ziel hat (unio mystica). Losgelöst vom religiösen Hintergrund wird Meditation bei uns als spirituelle Praxis angewendet, auch im Rahmen von Psychotherapien.

Es gibt verschiedene Meditationstechniken. Einige sind verbunden mit stillem Sitzen, andere mit körperlicher Bewegung. Die bekanntesten Meditationsformen kommen aus der buddhistischen Tradition, haben jedoch nichts mit Religion zu tun. Vor allem die »Achtsamkeitsmeditation« (**Vipassana**[1]) wird in den westlichen Ländern sehr häufig praktiziert. Sie wird auch als »Einsichtsmeditation« bezeichnet. Die Vipassana-Meditation beinhaltet die vollkommene Achtsamkeit für alle geistigen, emotionalen und körperlichen Vorgänge und Einflüsse. Besonders das bewusste Ein- und Ausatmen steht im Mittelpunkt einiger dieser Übungen. Zunächst gelingt die Konzentration auf den Atem nur für wenige Sekunden. Dann schweifen die Gedanken unwillkürlich ab. Der Meditierende lenkt die Konzentration aber immer wieder zurück auf den Atem. Nach einiger Übung gelingt es immer länger, sich nicht von störenden Gedanken oder Körpersignalen ablenken zu lassen. Man lernt, sich immer länger zu konzentrieren. Ruhe und Einsicht sollen sich auf diese Weise entfalten können. Schließlich kann dadurch, nach viel Übung, ein anderer Bewusstseinszustand erreicht werden. Amerikanische Studien haben nachgewiesen,

---

[1] Vgl. https://de.wikipedia.org/wiki/Vipassana

dass schon nach acht Wochen Meditations-Training die Leistungsfähigkeit des Gehirns erhöht sein kann. Vipassana ist
auch Bestandteil einer klinischen Behandlungsmethode zum
Stressabbau und gegen psychosomatische Leiden (Mind-
fulness-Based Stress Reduction).[1]

Über Vipassana gibt es Lehrfilme und Bücher. Für einen
ernsthaften Einstieg empfiehlt sich die Teilnahme an einem
Vipassana-Kurs.

2.2.3 Wie gewonnen so zerronnen ...

Manchmal währt die Freude über wieder gewonnene Beweglichkeit nur kurz: Es kann passieren, dass die **Lähmung
zurückkommt**. Neu geschaffene Nervenbahnen im Gehirn
sind zunächst nur dünne Pfade. Erst durch intensiven
Gebrauch werden sie zu »Nerven-Autobahnen«. Es ist enorm
wichtig, die ehemals gelähmten Körperteile intensiv zu bewegen – nicht nur im Rahmen der verordneten Therapiestunden,
sondern im Prinzip während der gesamten wachen Zeit. »Use
it or lose it«, reimen die Amerikaner zu diesem Thema
(»benutze es oder verlier's wieder«).

Um einen Arm zu selbständig zu trainieren, kann man spe-
zielle **Gummibänder** (Übungsband, bzw. Thera-Band) am
Bettgitter befestigen. Diese Bänder gibt es für wenig Geld im
Handel, z.B. im Internet-Kaufhaus Amazon.de.

Leider klären Ärzte und Therapeuten häufig nicht mit dem
nötigen Nachdruck über dieses wichtige Thema auf.

Auch die übermäßige Gabe und Vermischung verschiedener Medikamente gegen Spastik (Muskelrelaxantien) kann

---

[1] Vgl. https://de.wikipedia.org/wiki/Achtsamkeitsbasierte_Stressreduktion

die wieder gewonnene Willkürkraft teilweise zunichtemachen. Manche Ärzte geben der Bekämpfung von Spastik den Vorrang gegenüber dem Therapieerfolg. Ein Grund mag sein, dass Spastik die Arbeit von Krankenschwestern und Pflegern erschweren kann – z.B. beim Transfer zwischen Bett und Rollstuhl. Andererseits kann Spastik aber auch den Patienten bei seinen Therapien behindern. Muskelrelaxantien müssen deshalb sorgfältig dosiert werden.

Mehr zum Thema Spastik im Kapitel 3.8.

2.2.4 Fähigkeits-Bewertung nach dem Barthel-Index

Bleibt die Behinderung auch nach Abschluss der Reha bestehen und ist der Patient pflegebedürftig, dann muss der **Pflegebedarf** ermittelt werden (Pflegeanamnese). Zu dieser Planung gehört meistens auch der **Barthel-Index**[1]. Das ist ein Verfahren zur Bewertung der alltäglichen Fähigkeiten eines Patienten. Es werden dabei Punkte vergeben für Fähigkeiten des täglichen Lebens: selbstständige Nahrungsaufnahme, Körperpflege, An- und Ausziehen, Toilettengang, selbstständige Fortbewegung (Gehen oder mit dem Rollstuhl), Treppensteigen, Harn- und Stuhlkontrolle, Transfer vom und in den Rollstuhl. Liegt die Gesamtzahl der Punkte bei 0, bedeutet das komplette Pflegebedürftigkeit und die maximalen 100 Punkte bedeuten völlige Selbstständigkeit.

---

[1] Vgl. https://de.wikipedia.org/wiki/Barthel-Index

2.3 Haben die Ärzte immer recht? Der kritische Patient

So wünscht man sich einen Aufenthalt in der Reha-Klinik: Die Ärzte stellen ihre Diagnose und planen dann mit den Therapeuten die individuell angepasste Behandlung und Therapie. Nach ein paar Wochen wird der Patient dann geheilt und mit wiedergewonnener Lebensfreude entlassen.

Leider läuft das in der Praxis nicht immer so reibungslos ab. Zum einen können auf der Seite des Patienten Hindernisse auftreten. Häufig ist eine Lähmung ganz einfach nicht oder nur teilweise therapierbar. Oder es treten unvorhergesehene Komplikationen auf, wie z.B. eine Lungenentzündung. Nicht selten liegt die Ursache für erfolglose Therapien aber eher auf der Seite der Klinik: ungeeignete Therapiemethoden, fehlende oder unzureichende Ausstattung mit Therapie-Hilfsmitteln, schlecht qualifizierte Therapeuten, Personalmangel, Kostendruck, etc. Das kann auch Privat-Patienten betreffen. Gelegentlich treten Interessenkonflikte auf zwischen den Anforderungen des Patienten und den Anforderungen für einen reibungslosen Ablauf des Klinikbetriebs und/oder für die Kontrolle der Kosten. Das Pflegepersonal steht in der Regel unter einem enormen Stress und Zeitdruck. Da kommt manchmal die Aufforderung an die Ärzte, einen »sperrigen« Patienten mit Medikamenten ruhig zu stellen. Oder eine Spastik mit hohen Dosen von Muskelrelaxantien zu dämpfen, damit der Transfer zwischen Bett und Rollstuhl erleichtert wird. Die Ärzte geben solchem Druck häufig nach, obwohl sie wissen, dass eine Überdosierung die Therapie möglicherweise beeinträchtigen kann. Freilich kümmert sich das Pflegepersonal in den allermeisten Fällen aufopfernd und wohlwollend um seine Patienten.

Patienten und/oder Angehörige sollten sich umfassend über die Behandlung informieren. Medikamenten-Beipackzettel und Therapie-Beschreibungen sind im Internet zu finden. Bestehen Zweifel über die Eignung oder Dosierung eines Medikaments oder über die Durchführung der Therapie, dann sollte der Arzt angesprochen werden. Mit wachsamen und kritischen Patienten geht das Personal eher vorsichtig um – auch, wenn man sich damit nicht gerade beliebt macht.

2.4 Wie geht es nach der Reha weiter?

Wenn sich im Verlauf der Reha abzeichnet, dass die Behinderung über längere Zeit bestehen bleibt, muss man planen, wie es zu Hause weitergeht.

Der Klinik-**Sozialdienst** unterstützt normalerweise Patienten und Angehörige bei den Entscheidungen, die bei der Entlassung aus der Reha zu treffen sind (Entlassungs-Management). Dauer und Intensität dieser Begleitung können sich von Klinik zu Klinik sehr unterscheiden. Die Mitarbeiter des Sozialdiensts wissen, dass in dieser Phase oft schwerwiegende Entscheidungen zu treffen sind und dass viele Patienten und ihre Familien verunsichert und ängstlich sind, angesichts der neuen Lebenssituation. Aber manchmal leidet die Betreuungsqualität des Sozialdiensts, weil die Klinik unter Kostendruck steht. Da bleibt dann nur wenig Zeit, um sich mit den Lebensumständen eines Patienten zu beschäftigen. Die Betreuungsqualität hängt auch von den Fähigkeiten des jeweiligen Sozialdienst-Mitarbeiters ab und natürlich vom individuellen Bedarf des Patienten. Es gibt auch Patienten, denen es genügt, wenn sie vom Sozialdienst einige hilfreiche Tipps bekommen.

Nachfolgend werden einige Themen angesprochen, die mit der Entlassung aus der Reha auf den Patienten zukommen können.

2.4.1 Die Finanzen: Krankengeld, Erwerbsminderung

Wenn man als Berufstätiger, Schüler oder Student von einer plötzlichen Behinderung betroffen ist, muss man sich natürlich um das zukünftige Einkommen kümmern. Häufig ist auch die Frage zu klären, ob irgendwelche privaten Versicherungen vorhanden sind, die benachrichtigt werden müssen. Beispielsweise eine Berufsunfähigkeitsversicherung. So mancher Angehörige durchforstet ziemlich ratlos die nachlässig sortierten Versicherungsunterlagen desjenigen, der dazu selbst nicht mehr in der Lage ist.

Bekanntlich muss ein angestellter Arbeitnehmer seinem Arbeitgeber unverzüglich mitteilen, dass er arbeitsunfähig ist (Krankmeldung). Innerhalb von drei Tagen nach Beginn der Arbeitsunfähigkeit ist eine Bescheinigung des Arztes vorzulegen (Arbeitsunfähigkeitsbescheinigung). Die ersten sechs Wochen sind der sogenannte »Entgeltfortzahlungszeitraum«.

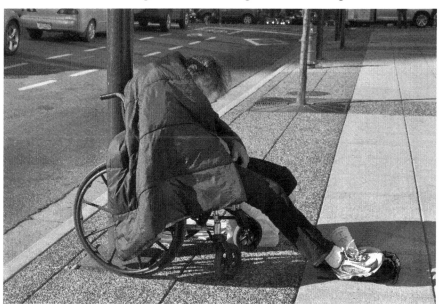

Abb. 5: Armut und Behinderung ist eine fatale Kombination

In diesen ersten sechs Wochen bezahlt der Arbeitgeber die Lohnfortzahlung (**Entgeltfortzahlung**). Danach muss dem Arbeitgeber erneut eine ärztliche Arbeitsunfähigkeitsbescheinigung vorgelegt werden. Der Entgeltfortzahlungsanspruch besteht auch während der Reha. Nach den sechs Wochen bezahlt die gesetzliche Krankenversicherung (GKV) für längstens 72 Wochen **Krankengeld**. Die Höhe des (Brutto-) Krankengelds liegt bei 70 % des zuvor regelmäßig erhaltenen beitragspflichtigen Bruttolohns.

Mitglieder einer privaten Krankenversicherung und/oder Selbständige haben in der Regel eine private Krankentagegeld-Versicherung (**Verdienstausfallversicherung**), die Einkommensausfälle ausgleicht.

Wenn nach der Reha feststeht, dass der Betroffene für längere Zeit nicht mehr arbeiten kann, muss eventuell Rente wegen **Erwerbsminderung**[1] beantragt werden.

Mitglieder der gesetzlichen Rentenversicherung können zwei Arten von Rente erhalten: Rente wegen teilweiser Erwerbsminderung oder Rente wegen voller Erwerbsminderung.

Teilweise Erwerbsminderung: Teilweise erwerbsgemindert sind Versicherte, die wegen ihrer Behinderung außerstande sind, mindestens sechs Stunden täglich erwerbstätig zu sein. Es liegt also noch ein »Restleistungsvermögen« vor, das eine Teilzeitbeschäftigung von drei bis sechs Stunden täglich erlaubt.

Volle Erwerbsminderung: Voll erwerbsgemindert sind Versicherte, die für länger als sechs Monate außerstande sind, mindestens drei Stunden täglich erwerbstätig zu sein.

---

[1] Vgl. www.deutsche-rentenversicherung.de

Details dieser Regelungen können im Einzelfall variieren, so z.B. für Menschen, die vor dem 2. Januar 1961 geboren sind.

Das heißt also: Es liegt keine Erwerbsminderung vor, wenn der Betroffene mindestens sechs Stunden täglich irgendetwas arbeiten kann. Dabei wird keine Rücksicht genommen auf den bisherigen Beruf. Das kann bedeuten, dass ein bislang gut verdienender Facharbeiter nicht erwerbsgemindert ist, auch wenn er nicht mehr in seinem Beruf arbeiten kann. Er muss möglicherweise einen schlecht bezahlten Hilfsarbeiter-Job annehmen (abstrakte Verweisung). Drohender sozialer Abstieg ist kein Grund für eine Erwerbsminderung. Das Restleistungsvermögen wird beurteilt durch die Ärzte des Rentenversicherungsträgers, eventuell unterstützt von ärztlichen Gutachtern.

Wer Rente wegen voller Erwerbsminderung erhält, darf monatlich bis zu 450 Euro hinzuverdienen (Hinzuverdienstgrenze), ohne dass die Rente gekürzt wird. Nicht angerechnet wird hierbei eventuell erhaltenes Pflegegeld.

Die Erwerbsminderungsrente ist in vielen Fällen so niedrig, dass man davon nur eingeschränkt leben kann. Deshalb haben (oder sollten haben) die meisten Menschen vorgesorgt und haben zusätzlich eine private **Berufsunfähigkeitsversicherung** abgeschlossen. Beinahe so wichtig wie eine Haftpflichtversicherung gehört die Berufsunfähigkeitsversicherung (BU-Versicherung) zur Grundausstattung an Versicherungen.

Wer beide Renten erhält, der kann meistens auch mit Behinderung seinen gewohnten Lebensstandard beibehalten.

Wer keine Erwerbsminderungsrente und/oder Berufsunfähig-
keitsrente erhält, dem bleibt noch die Möglichkeit, einen
Antrag auf »**Grundsicherung** im Alter und bei Erwerbsminderung[1]« zu stellen. Der Höhe nach entspricht die Grundsicherung der »Hilfe zum Lebensunterhalt« bzw. dem Arbeits-
losengeld II (Hartz IV). Genauso wie die Sozialhilfe wird die
Grundsicherung erst bezahlt, wenn praktisch keine Vermögenswerte (mehr) vorhanden sind. Eventuelle andere Einkünfte werden angerechnet, also von der Grundsicherung
abgezogen.

2.4.2 Pflegegrad beantragen

Wer als Behinderter pflegebedürftig ist, bekommt dafür finanzielle Unterstützung von der **Pflegeversicherung**. Nicht nur
Pflegeheime sind sehr teuer. Auch die ambulante Pflege durch
einen Pflegedienst kann hohe Kosten verursachen. Wenn
Angehörige die Pflege-Arbeit leisten, erhalten sie dafür einen
finanziellen Ausgleich (Details auf den folgenden Seiten).

Die Pflegeversicherung unterstützt einen »erheblichen« Hilfebedarf in den Bereichen Körperpflege, Ernährung, Mobilität
und hauswirtschaftliche Versorgung. Die Pflegepflichtversi-
cherung gehört zu den Sozialversicherungen und wird von
den Krankenkassen verwaltet. Dafür ist ihnen die **Pflegekasse** angegliedert, von der gesetzlich Krankenversicherte die
Leistungen erhalten. Privat Krankenversicherte sind verpflichtet, auch das Pflegerisiko bei ihrer privaten Krankenversicherung abzusichern. Bei der Pflegeversicherung erhalten

---

[1] Vgl.www.bmas.de/DE/Themen/Soziale-Sicherung/Sozialhilfe/grundsicherung-im-alter-und-
bei-erwerbsminderung.html

gesetzlich Krankenversicherte grundsätzlich die gleichen Leistungen wie privat Versicherte.

Grundlage für die Höhe der finanziellen Unterstützung ist die Eingruppierung in einen **Pflegegrad**. Bis Ende 2016 hieß das noch Pflegestufe. Die bisherigen Pflegestufen 0 bis 3 wurden durch die Pflegegrade 1 bis 5 ersetzt. Die Abstufungen wurden neu eingeteilt, um auch demente und geistig behinderte Menschen in das System der Pflege zu integrieren. Bei der Feststellung der Pflegebedürftigkeit wird nicht mehr zwischen körperlichen, geistigen und psychischen Beeinträchtigungen unterschieden. Ob jemand pflegebedürftig ist, richtet sich nur nach dem Grad seiner Selbstständigkeit im Alltag. Das heißt: Maßgeblich ist nicht die Schwere der Erkrankung oder Behinderung, sondern allein der Hilfebedarf, der sich aus der vorhandenen Funktionseinschränkung ergibt.

Auch das Prüfverfahren zur Feststellung des Pflegegrads wurde verändert. Es nennt sich jetzt »Neues Begutachtungsassessment« (NBA). Die Gutachter des Medizinischen Dienstes der Krankenversicherung (MDK) überprüfen jeden gesetzlich versicherten Antragsteller anhand eines Fragenkatalogs auf den Grad der noch vorhandenen Selbstständigkeit. Auf der Basis dieses Gutachtens des MDK entscheidet dann die zuständige Pflegekasse, ob Pflegebedürftigkeit mit einem Pflegegrad besteht oder ob der Antrag abgelehnt wird. Als medizinischer Dienst der privaten Kranken- und Pflegeversicherungen erstellt die MEDICPROOF GmbH solche Pflegegutachten. Der Gutachter verwendet ein Punktesystem und überprüft anhand eines Fragenkatalogs wie selbstständig ein Antragsteller noch ist. Je mehr Punkte der Antragsteller zuerkannt bekommt, desto höher ist der Pflegegrad. Es gibt mehrere »Pflegegrad-Rechner« im Internet, mit denen man die

Einstufung simulieren kann, z.B. auf www.pflege.de. Das ist eine gute Vorbereitung auf den Besuch des MDK.
Weitere Info: www.mdk.de, www.pflege-grad.org
    Privat Versicherte (PKV-Mitglieder) können sich hier informieren: www.compass-pflegeberatung.de

Tabelle der Pflegegrade
mit den jeweils notwendigen Punkten:
Pflegegrad 1: Geringe Beeinträchtigung der Selbständigkeit (12,5 bis unter 27 Punkte)
Pflegegrad 2: Erhebliche Beeinträchtigung der Selbständigkeit (27 bis unter 47,5 Punkte)
Pflegegrad 3: Schwere Beeinträchtigung der Selbständigkeit (47,5 bis unter 70 Punkte)
Pflegegrad 4: Schwerste Beeinträchtigung der Selbständigkeit (70 bis unter 90 Punkte)
Pflegegrad 5: Schwerste Beeinträchtigung der Selbstständigkeit mit besonderen Anforderungen an die pflegerische Versorgung (90 bis 100 Punkte).

Die Leistungen der Pflegeversicherung decken oft nur einen Teil der tatsächlich entstehenden Kosten – besonders bei stationärer Pflege in einem Heim. Um diese Kostenlücke (auch Versorgungs- oder Deckungslücke genannt) zumindest teilweise zu schließen, kann man schon bei guter Gesundheit eine private Pflegezusatzversicherung (bzw. Pflegetagegeldversicherung) abschließen. Deren Leistungen werden meist ebenfalls auf der Basis der Pflegegrade erbracht. Vorsicht: Auch mit dem Abschluss einer privaten Pflegezusatzversicherung ist nicht immer gewährleistet, dass das Geld im Notfall für ein Pflegeheim ausreicht. Man muss die zu bezahlenden Beiträge und die zu erwartenden Leistungen unbedingt vorab genau prüfen.

2.4.3 Pflegegeld oder Pflege-Sachleistung?

Pflegebedürftige, bzw. deren Familien oder gesetzliche Betreuer, müssen entscheiden und der Pflegekasse mitteilen, auf welche Art die Pflege des Behinderten erbracht werden soll. Es gibt folgende Möglichkeiten:

Pflegegeld für selbst beschaffte Pflegepersonen
In vielen Fällen übernimmt die Familie die Pflege eines behinderten Angehörigen. Diese wird bezeichnet als »Häusliche Pflege durch ehrenamtliche Pflegepersonen«. Die Pflegekasse unterstützt diese Arbeit finanziell. Die Familie erhält jeden Monat das sogenannte **Pflegegeld** ausbezahlt. Der Betrag des Pflegegelds ist natürlich abhängig vom jeweiligen Pflegegrad (siehe Tabelle auf Seite 56). Manchmal wird zur Entlastung der Familie eine privat beschaffte Pflegekraft beschäftigt. Oft sind das Frauen aus Osteuropa. Für deren Entlohnung reicht das Pflegegeld aber bei weitem nicht aus: Selbst bei Pflegegrad 5 bezahlt die Pflegekasse lediglich 901,- Euro Pflegegeld pro Monat.

Achtung: Private Pflegekräfte dürfen niemals in Schwarzarbeit beschäftigt werden! Da macht man sich strafbar und man gerät schnell in sehr große Schwierigkeiten wegen Steuer- und Sozialbetrugs. Zusätzlich sollte man sicherstellen, dass private Pflegekräfte unfallversichert sind.

Ambulanter Pflegedienst (Pflegesachleistung)

Pflege ist in vielen Fällen eine schwere, belastende Tätigkeit – körperlich und psychisch. Längerfristig ist es meistens sinnvoll, mit der Pflege zumindest teilweise einen ambulanten Pflegedienst zu beauftragen. Dessen Mitarbeiter kommt zu den vereinbarten Zeiten ins Haus und übernimmt die Pflegearbeiten, die an den Pflegedienst übertragen wurden. Beispielsweise hilft er oder sie beim morgendlichen Aufstehen, im Badezimmer und beim Ankleiden. Der ambulante Pflegedienst wird direkt von der Pflegekasse bezahlt. Das ist dann die sogenannte **Pflegesachleistung**. Für diese Pflegesachleistung stellt die Pflegekasse wesentlich mehr Geld zur Verfügung als für das direkt ausbezahlte Pflegegeld. Je nach Pflegegrad sogar mehr als das Doppelte (siehe Tabelle auf Seite 56). Die Beauftragung eines ambulanten Pflegediensts entlastet also nicht nur die Familie, sondern lohnt sich auch finanziell.

Einen ambulanten Pflegedienst für die jeweilige Postleitzahl findet man beispielsweise auf www.aok-pflegedienstnavigator.de

Kombinationsleistung

Häufig übernimmt ein ambulanter Pflegedienst lediglich die persönliche Pflege des Behinderten. Und Familienangehörige übernehmen die anderen Arbeiten, z.B. die hauswirtschaftliche Versorgung. In solchen Fällen bleibt möglicherweise jeden Monat Geld übrig, also nicht verbrauchte Pflegesachleistung. Dieses nicht verbrauchte Geld kann man sich anteilig als Pflegegeld ausbezahlen lassen (**Kombinationsleistung**).

Beispiel: Ein Behinderter mit Pflegegrad 3 erhält monatlich 1.298,- Euro Sachleistung. Das heißt, bis zu diesem Betrag bezahlt die Pflegekasse einen ambulanten Pflegedienst. Wenn der Pflegedienst aber nur morgens kommt, dann werden beispielsweise nur zwei Drittel des Budgets der Sachleistung verbraucht, also 865,- Euro. Würde die Familie keinen Pflegedienst beauftragen, dann bekäme sie bei Pflegegrad 3 insgesamt 545,- Pflegegeld pro Monat. Wenn sie zwei Drittel der Sachleistung verbraucht hat, dann kann sie noch ein Drittel des Pflegegelds ausbezahlt bekommen, also 182,- Euro. Die Pflegekasse rechnet das jeden Monat aus, wenn ihr die Rechnung des Pflegediensts vorliegt. Die Pflegekasse überweist dann von sich aus das anteilige, restliche Pflegegeld an die Familie. Da muss man sich normalerweise um nichts mehr kümmern.

Achtung: Pflegedienste wollen und müssen ihre Kosten decken. Da muss man beim Erstellen eines Kostenvoranschlages aufpassen. Manchmal versucht eine Pflegedienst-Firma, unnötigerweise die gesamte Sachleistung eines Pflegegrads abzuschöpfen. Und bietet einfach an, was für dieses Geld alles geleistet werden kann. Anteiliges Pflegegeld gibt es dann aber keines mehr. Man sollte vor dem Erstgespräch genau überlegt haben, in welchen Bereichen man Hilfe braucht und in welchen nicht.

Teilstationäre Pflege (Tages- oder Nachtpflege)
Wenn häusliche Pflege nicht möglich ist, z.B. wenn Angehörige tagsüber berufstätig sind, dann kann die Aufnahme in eine **Tagespflege** beantragt werden. Das ist die zeitweise Betreuung im Tagesverlauf in einer Pflegeeinrichtung (teilstationäre Pflege). Auch **Nachtpflege** ist möglich.

Vollstationäre Pflege

Wenn häusliche und teilstationäre Pflege nicht möglich sind, dann kann oder muss vollstationäre Pflege beantragt werden. Dies betrifft vor allem Behinderte mit Pflegegrad 5. Die Unterbringung in einem Pflegeheim ist enorm teuer. Das Geld von der Pflegekasse (Leistungsbeitrag) reicht da normalerweise nicht aus.

Die nachfolgende Tabelle zeigt die monatlich von der Pflegekasse zur Verfügung gestellten Geldbeträge, abhängig vom jeweiligen Pflegegrad (Stand 2017). Das Pflegegeld wird an die privat pflegenden Angehörigen ausbezahlt. Die Pflegesachleistung rechnet die Pflegekasse direkt mit dem ambulanten Pflegedienst ab. Im Detail und aktuell findet man alle Leistungsansprüche auf der Website des Bundesgesundheitsministeriums: www.bmg.bund.de/pflege

Pflegegrade	Geldleistung ambulant	Sachleistung ambulant	Entlastungsbetrag ambulant (zweckgebunden)	Leistungsbetrag vollstationär
Pflegegrad 1			125 Euro	125 Euro
Pflegegrad 2	316 Euro	689 Euro	125 Euro	770 Euro
Pflegegrad 3	545 Euro	1.298 Euro	125 Euro	1.262 Euro
Pflegegrad 4	728 Euro	1.612 Euro	125 Euro	1.775 Euro
Pflegegrad 5	901 Euro	1.995 Euro	125 Euro	2.005 Euro

Quelle: www.bmg.bund.de - Info zum Entlastungsbetrag: siehe Kap. 3.6

Weitere Leistungen der Pflegekasse können sein: **Verhinderungspflege**, **Kurzzeitpflege** sowie **Betreuungs- und Entlastungsleistungen**. Bei der Entlassung aus der Reha stehen diese Themen normalerweise noch nicht im Vordergrund. Sie werden deshalb in Kapitel 3.6 angesprochen.

2.4.4 Ist die Wohnung bereit?

Die meisten Patienten sind froh, wenn sie nach etlichen Wochen Reha wieder heimkommen. Selbst dann, wenn sie nun behindert sind und das Leben wohl nie wieder so sein wird wie früher.

Vor der Entlassung ist natürlich zu klären, was kurzfristig in der Wohnung oder im Haus angepasst werden muss. In den wenigsten Fällen wurde die Wohnung schon von vornherein behindertengerecht gebaut. Gut ist es, wenn man Angehörige und/oder Freunde hat, die die Wohnung vorbereiten, solange man noch in der Reha ist. Im Zuge der Entlassung kommt in schweren Fällen ein Mitarbeiter des Sozialdiensts der Reha zu einem Hausbesuch. Er prüft gemeinsam mit den Angehörigen, ob die Wohnung bereit ist für die Heimkehr des Patienten. Wenn der MDK zur Pflege-Begutachtung ins Haus kommt, dann prüft er auch, welche »Wohnumfeld-verbessernden Maßnahmen« notwendig sind. Dafür bezahlt die Pflegekasse bis zu 4.000,- Euro. Siehe auch Kapitel 3.5. Am häufigsten ist das Badezimmer nicht barrierefrei. Das heißt meistens, dass die Dusche mit dem Dusch- und Toilettenstuhl nicht befahrbar ist. Ein Badumbau ist jedoch ein größeres Projekt. Nur selten wird man das Bad so kurzfristig umbauen können, dass schon nach der Reha-Entlassung alles fertig ist. Übergangsweise muss man sich häufig mit schnell zu beschaffenden Hilfsmitteln begnügen, z.B. mit einem **Wannenlifter** für die vorhandene Badewanne.

Ein weiterer kritischer Punkt ist der Zugang zu Haus oder Wohnung. Der ist selten stufenlos mit dem Rollstuhl befahrbar. Auch hier muss man sich möglicherweise zunächst mit einer Notlösung behelfen, z.B. mit einem **Treppensteiggerät** oder mit einer **Alurampe**. Das Treppensteiggerät stellt die Krankenkasse normalerweise als Hilfsmittel zur Verfügung. Trag- und faltbare Aluminium-Rampen kann man sich preiswert über das Internet schicken lassen, z.B. über eBay oder Amazon. Rollstuhl-Auffahrrampen aus dem Sanitätshaus können unverhältnismäßig teuer sein. Für Rollstuhlfahrer lohnt sich der Kauf einer Rampe allemal. Denn an so manchen Restaurant-Eingängen u.ä. ist eine Stufe zu bewältigen. Für kleinere Hindernisse und Stufen haben sich selbst gebastelte Holzkeile bewährt. Die können z.B. 10 cm hoch und 40 cm lang sein. Unter Umständen wird aber auch diese Mobilitätshilfe von der Kasse bezahlt.

Wenn man den Hauseingang mit Hilfsmitteln überbrücken muss, dann bedeutet das aber, dass jedes Verlassen des Hauses mit erheblichem Aufwand verbunden ist. Längerfristig müssen wohl vorhandene Treppenstufen beseitigt oder eine Auffahrrampe fest installiert werden. Wer nicht im Erdgeschoss wohnt und keinen Aufzug hat, muss sich wohl längerfristig eine neue Wohnung suchen. Es gibt inzwischen aber auch Rollstühle mit integrierter Treppensteig-Funktion. Mit einem solchen Rollstuhl geht es leichter. Es ist damit kein Transfer zum Treppensteiggerät notwendig und das Verlassen des Hauses wird nicht zur Riesen-Aktion.

Weitere Frage: Ist das Schlafzimmer mit dem Rollstuhl erreichbar? Auch hier ist möglicherweise zunächst eine Übergangslösung notwendig.

Näheres zum Thema Umbaumaßnahmen und deren Finanzierung in Kapitel 3.5.

2.4.5 Sofort benötigte Hilfsmittel und Pflegehilfsmittel

Hilfsmittel sind Produkte zur Unterstützung der medizinischen, beruflichen und sozialen Rehabilitation und/oder zum Ausgleich von körperlichen oder geistigen Behinderungen. Hilfsmittel können eine selbstbestimmte Teilhabe am gesellschaftlichen Leben ermöglichen, sowie ggf. am Arbeitsleben. Als Sachleistungen der gesetzlichen Krankenversicherung (GKV) sind sie für die persönliche Nutzung durch den Behinderten vorgesehen und werden vom Arzt verordnet. Sie sind »verordnungsfähig«, wenn sie im **Hilfsmittelverzeichnis** aufgelistet sind. Der Arzt muss die Notwendigkeit der Verordnung begründen. Produkte, die mit einer Hilfsmittelnummer gekennzeichnet sind, werden also von der Kasse übernommen. Aber nur dann, wenn sie im Einzelfall als »wirtschaftlich, ausreichend, notwendig und zweckmäßig« bewertet werden. Produkte ohne Hilfsmittelnummer werden nur in begründeten Ausnahmefällen bezahlt. Das komplette Hilfsmittelverzeichnis findet man auf www.rehadat-hilfsmittel.de. Wenn der MDK zur Pflege-Begutachtung ins Haus kommt, dann prüft er auch, welche Hilfsmittel von der Pflegekasse bereitgestellt werden müssen.

Wenn man ein Hilfsmittel privat kauft, dann muss man darauf achten, dass das Produkt die Sicherheitsanforderungen erfüllt. Das ist leider nicht selbstverständlich, besonders bei billigeren Produkten. Man sollte darauf achten, dass das gewünschte Hilfsmittel das **CE-Zeichen** trägt. Es zeigt an, dass ein Produkt grundlegende Sicherheitsanforderungen erfüllt, die in EU-Richtlinien festgelegt sind. Die CE-Kennzeichnung gibt jedoch keinen Hinweis auf die Qualität eines Produkts.

Das wohl wichtigste Hilfsmittel für einen Behinderten ist der **Rollstuhl**. Umgangssprachlich: Rolli. Behördendeutsch: Krankenfahrstuhl.

Glück hat, wer sich noch mit einer Gehhilfe fortbewegen kann, z.B. mit einem Rollator. Den Rollstuhl braucht man natürlich gleichzeitig mit der Entlassung aus der Reha. Allerdings kann es klug sein, zunächst einen Leihrollstuhl aus dem Sanitätshaus zu verwenden. Besonders, wenn man einen elektrischen Rollstuhl benötigt. Denn einen Rollstuhl muss man mehrere Jahre benutzen. Da sollte man sehr sorgfältig und in Ruhe den Richtigen auswählen, mit den Funktionen, die bei der jeweiligen Behinderung hilfreich sind, z.B. mit einer elektrischen »Sitzkantelung«.

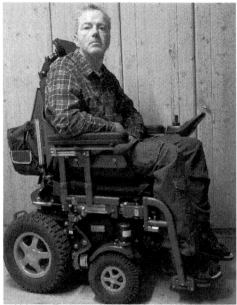

Das Angebot an Rollstuhl-Modellen ist schier unüberschaubar. Zwar schicken die Krankenkassen zur Beurteilung des Bedarfs und zur Auswahl des passenden Rollstuhls normalerweise einen Hilfsmittelberater. Da stehen aber oft die strengen Kostenvorgaben der Kranken-

Abb. 6: Es ist nicht einfach, den optimalen Rollstuhl zu finden

kasse im Vordergrund. Nicht selten bekommt man dann nur einen billigen Standard-Rollstuhl mit den Mindestfunktionen und einem unbequemen Sitzkissen. Welche Rollstuhl-Funktionen wirklich benötigt werden, stellt sich oft erst dann heraus, wenn man schon einige Zeit Erfahrung hat mit seiner Behinderung. Eventuell braucht man für teure Zusatzfunktionen ein Gutachten vom Arzt bzw. vom Therapeuten. Man muss dem Kostenträger die medizinische Notwendigkeit beweisen. Manchmal muss man mit der Krankenkasse ein bisschen streiten. Notfalls muss man den Mehrpreis für ein besseres Modell selbst bezahlen. Das kann sich unter Umständen lohnen, über die vielen Jahre der Nutzung. Ist der optimale Rollstuhl gefunden und genehmigt, dann sollte man mit dem liefernden Sanitätshaus aushandeln, dass man den gewählten Rollstuhl erst einmal gründlich testet, bevor man sich endgültig entscheidet. In Kapitel 3.4.1 werden die unterschiedlichen Rollstuhl-Typen im Überblick dargestellt.

Es gibt Tausende von Hilfsmitteln für Behinderte. In den ersten Monaten der körperlichen Einschränkung stellt sich mehr und mehr heraus, welche Hilfsmittel tatsächlich benötigt werden und/oder das mühsame Leben als Behinderter erleichtern. Einige Hilfsmittel gehören jedoch zur Grundausstattung eines Behinderten. Sie sollten schon im Haus vorhanden sein, wenn man aus der Reha nach Hause kommt – natürlich abhängig von der jeweiligen Situation und den speziellen Anforderungen.

Zur Grundausstattung bei schweren Lähmungen gehört ein **Pflegebett**. Das lässt sich in der Höhe verstellen. Pflegearbeiten und Therapien werden dadurch erleichtert, sofern sie im

Bett durchgeführt werden müssen. Das erhöhte Bett erleichtert das Aufstehen und den Transfer in den Rollstuhl. Normale Betten sind so niedrig, dass man mit gelähmten Beinen nur mühsam hochkommt. Übergangsweise kann man ein normales Bett erhöhen, in dem man Balken o.ä. darunter legt – falls aus irgendeinem Grund (noch) kein Pflegebett aufgestellt werden kann. Umgekehrt gelingt der Transfer ins niedrige Bett leichter und ungefährlicher. Der Lattenrost von Pflegebetten ist verstellbar und ermöglicht unterschiedliche Lagerungen des Patienten. Das Fußende kann in den Kniekehlen hochgefahren werden. Das bringt die Beine aus der Streckung, was Spastiken zeitweilig dämpfen kann. Das Erhöhen des Kopfteils bringt den Rumpf in Beugung, was ebenfalls gegen Spastik wirken kann. Flaches Liegen tut gut, wenn man den ganzen Tag im Rollstuhl gesessen ist. Die regelmäßige Veränderung der Liegepostion beugt auch Dekubitus vor.

Wie der Name schon sagt, hat der **Dusch- und Toilettenstuhl** zwei Funktionen: Der Rollstuhlfahrer kann darauf entweder in die Dusche oder über die Toilette geschoben werden. Vorsicht: Manche billigeren Stühle sind so gebaut, dass sie vorkippen können, wenn sich der Sitzende nach vorn beugt. Das trifft leider auch auf Modelle zu, die von den Krankenkassen zur Verfügung gestellt werden und/oder das CE-Zeichen tragen. Es gab da schon etliche schwere Stürze. Bei spastischen Patienten muss man außerdem darauf achten, dass der Stuhl ausreichend stabil ist. Die an den Fußstützen festgeschnallten Beine können bei Spastik enorme Kräfte entwickeln.

Je nachdem, wie man Kontrolle über Blase und Darm hat, benötigt man **Urinflasche**, **Katheter** und/oder **Windeln**. Das geht meistens erst mal so weiter, wie es in der Reha lief. In der Situation des Behinderten kann man es schon als ein Stück Lebensqualität ansehen, wenn man mit einer Urinflasche selbständig im Rollstuhl pinkeln kann. Da ist so mancher Mann froh, dass er ein Mann ist. Beim Hantieren mit Urinflaschen etc. ist natürlich die Hygiene wichtig. Pumpflaschen mit Desinfektionsmitteln können von vielen Behinderten bedient werden – notfalls mit dem Kinn.

Das Katheterisieren ist ein ganz eigenes Thema. Das betrifft vor allem Querschnittgelähmte, die das in vielen Fällen selbst erledigen können. Meistens ist der (Einmal-) Katheter nötig, um regelmäßig den Urinfluss über der Toilette auszulösen (Harnverhalt). Wenn dagegen unfreiwilliger Harnverlust das Problem ist (Harninkontinenz), dann können Männer möglicherweise ein **Kondom-Urinal** verwenden. Oder man verwendet einen Dauerkatheter mit Urinbeutel. Ein wichtiges Thema im Zusammenhang mit Kathetern ist die Vermeidung von Harnwegsinfektionen. Infos über Katheter für Männer und Frauen z.B. auf www.coloplast.de

Die Themen Stuhlinkontinenz und Verstopfung werden besprochen im Kapitel 3.11.

Auch **Pflegehilfsmittel** müssen bereitliegen, wenn man aus der Reha heimkommt. Das sind die ständig benötigten Verbrauchsprodukte für die häusliche Pflege: saugende Bettschutzeinlagen, Inkontinenzmaterial, Fingerlinge, Einmalhandschuhe, Mundschutz, Schutzschürzen und/oder Hände- und Flächendesinfektionsmittel.

Die Pflegekasse bezahlt im Monat bis zu 40,- Euro für Pflegehilfsmittel, zusätzlich zum Pflegegeld bzw. zu den Sachleistungen und unabhängig vom Pflegeggrad. Sanitätshäuser oder spezialisierte Internet-Händler (z.B. www.caribox.de) verschicken auf Wunsch monatlich Pakete mit den benötigten Pflegehilfsmitteln. Sie übernehmen auch die Abrechnung mit der Pflegekasse.

2.4.6 Ambulante Therapien und Therapiegeräte

Behinderte benötigen normalerweise nach der stationären Rehabilitation weitere Therapien, zuhause oder ambulant in einer Klinik oder Praxis. Die **Nachsorge-Therapien** sollte man sich sofort von seinem Hausarzt, Neurologen o.ä. verschreiben lassen, damit die Behandlung ohne Unterbrechung weiterläuft.

Etwa zwei Drittel der Schlaganfall-Patienten haben auch nach der Reha noch Funktionsstörungen. In der nachstationären Phase können die erreichten Therapieerfolge sogar teilweise wieder verloren gehen. Physio-, Ergo- und Logotherapie im häuslichen Bereich kann aber noch Verbesserungen bringen – bei richtigem, ernsthaftem und konsequentem Training. Dass dies nur bei einem Teil der Patienten gelingt, liegt manchmal auch daran, dass der Patient zuhause wieder in ungünstige Verhaltensweisen und Lebensstile zurückfällt. Da mangelt es oft an der nötigen Konsequenz bei Therapie und Training. Denn, es muss auch außerhalb der Therapie-Stunden trainiert werden, eventuell mit Angehörigen als Übungsbegleiter. Auch die Therapie-Methode und die Koordination unter den verschiedenen Therapeuten ist nicht immer optimal. Studien zeigen, dass bei rund der Hälfte der Patienten ambulante Therapien noch Verbesserungen bringen. Bei Funktionsstörungen am Arm scheinen vor allem ambulante Therapien nach der Forced-Use-Methode (siehe Kapitel 2.2.1) erfolgreich zu sein.[1]

Nach einigen Jahren lassen sich in schweren Fällen meist kaum noch sichtbare Verbesserungen erreichen. Oder es gibt von vornherein keine Aussicht auf eine Beseitigung der Lähmung, z.B. bei einigen Fällen von Querschnittlähmung. Für die meisten Rollstuhl-Patienten ist zur **Minderung von Beschwerden** dennoch Krankengymnastik erforderlich. Bei ausgeprägten bzw. spastischen Lähmungen müssen kontinuierlich Muskelverkürzungen und -schmerzen sowie übermäßige Spastik bekämpft werden. Auch dauerhafte Fehlstellungen in Gelenken müssen vermieden werden. Bei spastischer Lähmung der Beine sind davon vor allem die Fußgelenke betroffen (Spitzfuß-Bildung, siehe Kapitel 1.2.3). Deshalb müssen die Patienten möglichst häufig stehen. Stehen bringt auch den Kreislauf in Schwung und wirkt Knochenschwund entgegen.

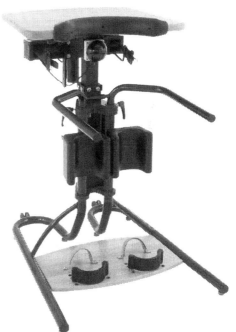

Das therapeutische Stehen ist auf zwei Arten möglich: assistiert mit dem Therapeuten und/oder in einem **Stehgerät**. Das Stehgerät wird auch Freistehgerät, Stehtrainer, Stehtisch oder Stehständer genannt. Dieses wichtige Therapiegerät sollte

Abb. 7: Das Stehgerät von Richter Reha-Technik (www.richter-reha-technik.de)

---

[1] Vgl. www.neuro-therapie.de/pdf/schlaganfall_reha.pdf

beim Patienten zuhause vorhanden sein. Es wird normalerweise über die Krankenkasse zur Verfügung gestellt. Um
keine wertvolle Therapiezeit mit Stehen zu vergeuden, kann
man sich z.B. von einem Angehörigen in das Stehgerät helfen
lassen. Dafür braucht man eventuell ein Stehgerät mit elektri-
scher Gurtaufrollvorrichtung (E-Gurt). Diese hebt den
Patienten vom Rollstuhl in den Stand und wieder zurück, was
die Hilfsperson entlastet. Häufigkeit und Länge des Stehens
im Stehgerät richtet sich natürlich nach der jeweiligen Schädigung. Man kann z.B. drei Wochentage festlegen, an denen
man routinemäßig jeweils eine Stunde steht.

Die Muskeln in den gelähmten Gliedmaßen müssen möglichst
täglich gedehnt und (zumindest passiv) bewegt werden.
Bewegung ist wohl die wichtigste therapeutische Maßnahme
im weiteren Verlauf des Lebens im Rollstuhl. Sie ist so bedeu-
tend, dass man sie nicht auf
die wenigen Therapiestunden
beschränken darf. Deshalb
sollte man sich unbedingt
einen **therapeutischen
Bewegungstrainer** (bzw.
Bewegungstherapiegerät)
verordnen lassen oder
kaufen. Den gibt es entweder
nur für die Beine oder kombiniert für Arme und Beine.
Es ist natürlich immer sinnvoll, Arme und Beine zu trainieren. Während des Trai-
nings bleibt man im Rollstuhl

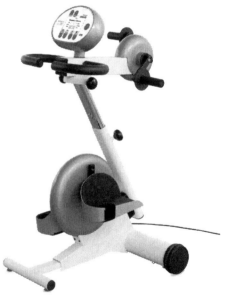

Abb. 8: Der MOTOmed-Kombitrainer viva2

sitzen. Der Bewegungstrainer sollte möglichst sofort zuhause vorhanden sein. Der Arzt stellt ein entsprechendes Rezept aus, das bei einem Sanitätshaus eingelöst werden kann.

Der Bewegungstrainer ermöglicht aktive und passive Bewegung. Das heißt, man kann entweder gegen einen einstellbaren Bremswiderstand selbst treten, bzw. kurbeln, oder der Motor dreht die Pedale bzw. Handgriffe. Dritte Möglichkeit ist das motorunterstützte Aktiv-Training. Dabei kann auch die geringste Muskelkraft eingesetzt und gefördert werden. Mit zunehmendem Therapie-Erfolg kann mehr und mehr aktiv, mit eigener Kraft, trainiert werden. Dieses Training kann vielfachen **Nutzen** bringen: Verstärkung der angeregten Nervenbahnen im Gehirn (= Kraftverstärkung), Muskelaufbau, weniger Spastik und Verspannungen, die Gelenke bleiben beweglich, es werden zusätzliche Kalorien verbrannt, Kreislauf, Durchblutung und Stoffwechsel kommen in Schwung, Bluthochdruck wird entgegengewirkt, die Verdauung wird angeregt, Druckgeschwüren (Dekubitus) wird vorgebeugt. Außerdem wird mit dem Training Folgeerkrankungen vorgebeugt, die durch den Bewegungsmangel im Rollstuhl entstehen können. Nicht zuletzt wirkt die Bewegung positiv auf die Psyche.

Ein bekannter und weit verbreiteter Bewegungstrainer ist das MOTOmed von der Firma Reck-Medizintechnik. Info auf www.motomed.com

3. Mit der Behinderung leben

3.1 Grad der Behinderung (GdB), Sozialgesetzbuch

Wenn sich abzeichnet, dass man dauerhaft (d.h. länger als sechs Monate) behindert sein wird, dann sollte man beim Versorgungsamt den **Grad der Behinderung (GdB)** amtlich feststellen lassen. Manchmal hilft einem dabei schon der Klinik-Sozialdienst bei der Entlassung aus der Reha. Wenn der GdB festgestellt ist, kann man eventuell einen Schwerbehindertenausweis beantragen.

Das zuständige Versorgungsamt findet man auf der Website www.versorgungsaemter.de. Antragsformulare findet man ebenfalls im Internet.

Es gibt in Deutschland zwölf **Sozialgesetzbücher** (SGB I - XII). Darin sind alle wesentlichen Bereiche des Sozialrechts geregelt. Von den Sozialversicherungen bis zu den Leistungen staatlicher Fürsorge. Das SGB IX befasst sich mit der Rehabilitation und Teilhabe behinderter Menschen. Eine Behinderung ist darin wie folgt definiert:

»**Menschen** sind behindert, wenn ihre körperliche Funktion, geistige Fähigkeit oder seelische Gesundheit mit hoher Wahrscheinlichkeit länger als sechs Monate von dem für das Lebensalter typischen Zustand abweichen und daher ihre Teilhabe am Leben in der Gesellschaft beeinträchtigt ist. Sie sind von Behinderung bedroht, wenn die Beeinträchtigung zu erwarten ist.«

Der Grad der Behinderung (GdB) ist also ein Maß für die körperlichen, geistigen, seelischen und sozialen Auswirkungen einer Funktionsbeeinträchtigung aufgrund eines Gesundheitsschadens.

Der GdB kann zwischen 20 und 100 liegen. Er wird in 10er-Schritten gestaffelt. Oft gibt man den GdB in Prozent an. Man sagt zum Beispiel: »Ich habe einen GdB von 50 Prozent«. Das ist aber falsch. Richtig heißt es: »Ich habe einen GdB von 50«. Bei der Beurteilung eines Antrags richtet sich das Versorgungsamt nach den sogenannten »Versorgungsmedizinischen Grundsätzen«. Für die Bemessung des GdB ist die tatsächlich vorhandene und nachzuweisende Leistungseinschränkung durch die Behinderung maßgeblich.

Es ist vorteilhaft, bereits beim Antrag die Auswirkungen der Behinderung und die damit verbundenen Beeinträchtigungen im Alltag zu beschreiben und durch ärztliche Atteste etc. bestätigen zu lassen.

Abhängig vom festgestellten GdB kann der Behinderte sogenannte **Nachteilsausgleiche** (z.B. Steuererleichterungen) in Anspruch nehmen. Eine Behinderung ab einem GdB von 50 gilt als Schwerbehinderung. In diesem Fall kann ein Schwerbehindertenausweis beantragt werden.

3.2 Schwerbehindertenausweis, Parkausweis

Den **Schwerbehindertenausweis** beantragt man ebenfalls beim zuständigen Versorgungsamt. Damit kann man sich als schwerbehinderter Mensch ausweisen und erhält einige Sonderrechte und Vergünstigungen. Wie Führerschein und Personalausweis ist der Schwerbehindertenausweis eine Plastikkarte im Bankkartenformat. In den Ausweis wird der GdB und gegebenenfalls die zuerkannten **Merkzeichen** eingetragen. Merkzeichen sind ergänzende Angaben, mit denen spezifische Behinderungen kenntlich gemacht werden.

Folgende Merkzeichen können im Ausweis eingetragen sein:

- **G**: erheblich gehbehindert
- **aG**: außergewöhnlich gehbehindert
- **Gl**: gehörlos
- **H**: hilflos
- **Bl**: blind
- **RF**: Vollständige oder teilweise Befreiung von der Rundfunkgebührenpflicht für taubblinde Menschen und Empfänger von Blindenhilfe.
- **B**: Die Mitnahme einer Begleitperson ist möglich.
- **1. Kl.**: Die 1. Wagenklasse der Deutschen Bahn kann unter bestimmten Umständen mit einem Fahrausweis der 2. Klasse genutzt werden.
- **VB**: Versorgungsberechtigung nach dem Soldatenversorgungsgesetz oder dem Opferentschädigungsgesetz.
- **EB**: Minderung der Erwerbsfähigkeit (MdE) nach dem Bundesentschädigungsgesetz.

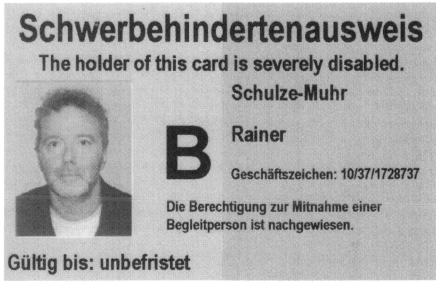

Abb. 9: Schwerbehindertenausweis-Karte, Vorderseite

Der Schwerbehindertenausweis wird für längstens fünf Jahre
ausgestellt. Er kann nach Ablauf dieser Frist zweimal beim
zuständigen Versorgungsamt verlängert werden. Eine unbe-
fristete Ausstellung ist nur möglich, wenn beim Inhaber eine
wesentliche Änderung der gesundheitlichen Verhältnisse und
damit eine Änderung des GdB nicht zu erwarten ist.

Der Schwerbehindertenausweis allein berechtigt nicht zum
Parken auf Behindertenparkplätzen mit dem Rollstuhlfahrersymbol. Man braucht dafür den EU-weit geltenden
blauen **Parkausweis**. Ob man den bekommt, hängt ab vom
Grad der Behinderung (GdB) bzw. vom Merkzeichen im
Schwerbehindertenausweis. Der Personenkreis ist stark eingeschränkt. Den blauen Parkausweis erhält man, abhängig
vom Bundesland, bei unterschiedlichen Behörden.

Das »Amt der Beauftragten der Bundesregierung für die Belange behinderter Menschen« (www.behindertenbeauftragte.de) nennt die Berechtigungen mit dem blauen Parkausweis.

Der blaue Parkausweis erlaubt demnach:

auf den mit Zusatzschild »Rollstuhlfahrersymbol« besonders gekennzeichneten Parkplätzen (sog. Behindertenparkplätzen) zu parken,

bis zu drei Stunden an Stellen zu parken, an denen das eingeschränkte Halteverbot angeordnet ist,

im Bereich eines Zonenhalteverbots die zugelassene Parkdauer zu überschreiten,

an Stellen, an denen Parken erlaubt ist, jedoch durch ein Zusatzschild eine Begrenzung der Parkzeit angeordnet ist, über die zugelassene Zeit hinaus zu parken,

eine längere Parkzeit für bestimmte Halteverbotsstrecken zu nutzen. Die Ankunftszeit muss sich aus der Einstellung auf einer Parkscheibe ergeben,

in Fußgängerbereichen, in denen das Be- und Entladen für bestimmte Zeiten freigegeben ist, während der Ladezeiten zu parken,

auf Parkplätzen für Anwohner bis zu drei Stunden zu parken,

an Parkuhren und Parkscheinautomaten ohne Gebühr und zeitliche Begrenzung zu parken,

auf gekennzeichneten Bus- und Sonderfahrstreifen in Berlin während der durch Zusatzschild ausgewiesenen Ladezeit bis zu drei Stunden zu parken. Die Ankunftszeit muss sich aus der Einstellung einer Parkscheibe ergeben,

in Bereichen, in denen das absolute Halteverbot mit Zusatzzeichen: »Be- und Entladen, Ein- und Aussteigen frei«

angeordnet ist, bis zu drei Stunden zu parken. Die
Ankunftszeit muss sich aus der Einstellung einer Parkscheibe ergeben,
in ausgewiesenen verkehrsberuhigten Bereichen außerhalb
der markierten Parkstände - soweit der übrige Verkehr, insbesondere der fließende Verkehr, nicht unverhältnismäßig
beeinträchtigt wird - zu parken, sofern in zumutbarer Ent-
fernung keine andere Parkmöglichkeit besteht,
Die höchstzulässige Parkzeit beträgt – wenn nicht anders
angegeben – 24 Stunden.

Menschen mit weniger starken Behinderungen können
eventuell den orangefarbenen Parkausweis beantragen. Der
berechtigt zwar zu bestimmten Parkerleichterungen. Aber die
Behindertenparkplätze mit dem Rollstuhlfahrersymbol darf
man damit nicht benutzen.

3.3 Die Macht der Psyche: Bewältigung und Depressionen

Ein paar Wochen nach der Entlassung aus der stationären Reha kommt ganz allmählich Routine in das neue Leben im Rollstuhl. Zu diesem Zeitpunkt hat man einige grundlegende Dinge erledigt, wie sie im vorherigen Kapitel beschrieben sind. Spätestens jetzt hat man allzu viel Zeit zum Grübeln. Darüber, dass man zum Pflegefall geworden ist. Dass das alte Leben wohl endgültig Vergangenheit ist. Über verpasste Chancen. Über die Hoffnung auf Erlösung aus dieser Situation. Man schreckt bei irgendeiner Tätigkeit plötzlich hoch und fragt sich: »Bin ich das wirklich?« Man beginnt zu unterscheiden zwischen dem Ich und dem kläglich versagenden Körper. Das Selbstvertrauen ist erschüttert. Man fragt sich: »Warum trifft es ausgerechnet mich?« Manche Behinderte ziehen sich ganz zurück. Verbringen ihre Tage nur noch vor dem Fernseher. Suchen Trost in allzu viel Alkohol. Vernachlässigen sogar ihre Therapien. Es können sich krankhafte Depressionen entwickeln. Selbstmord-Gedanken. Der Mensch ist als Ganzes erschüttert. Die negativen Gedanken verursachen oft weitere körperliche Veränderungen: Die Abwehrkräfte nehmen ab, man fühlt sich zunehmend unwohl und verliert vollends jede Hoffnung.

Und dann, plötzlich oder allmählich, kommt eine Phase kämpferischer Zuversicht. Man freut sich über Dinge, die man noch oder wieder tun und erleben kann: Essen, Trinken, Sex, Denken, die Natur erleben, gute Bücher lesen, Freunde treffen ... Die Lebensfreude kehrt langsam zurück. Man lernt, seine körperliche Beeinträchtigung zu akzeptieren. Die meisten Behinderten leben gerne und bezeichnen sich sogar als glücklich. Empfinden Lebensqualität und Lebenslust. Allerdings meistens erst, nachdem einige Zeit vergangen ist.

Je nach Art der Behinderung und je nach Charakter oder Geisteszustand verläuft die **psychische Bewältigung** (Coping) der Behinderung sehr unterschiedlich. Auch das soziale Umfeld und die psychologische Betreuung beeinflussen den Verlauf. Die psychische Bewältigung verläuft meistens in Phasen, die sich bei vielen Betroffenen ähneln. Idealtypisch unterscheidet man folgende Phasen bei der Bewältigung einer Behinderung, Krankheit, Krebsdiagnose usw. (Phasenmodell):[1] [2]

In der ersten Schock-Phase ignoriert und verleugnet man häufig die Krankheit: Man will es einfach nicht wahrhaben. Ist fassungslos und wütend. Man weigert sich, die Realität anzuerkennen und macht sich völlig unrealistische Hoffnungen auf Heilung.

Man wird von negativen Gefühlen und Trauer übermannt: Die Gedanken kreisen vorwiegend darum, was man zukünftig nicht mehr tun kann. Man sieht nur den Verlust, die Beeinträchtigung, die Hilflosigkeit. Man ist niedergeschlagen, verzweifelt, teilweise aggressiv und voller Selbstmitleid. Sieht den eigenen Körper nur noch als Feind an, der dem Ich den Dienst versagt.

Übergangsstadium mit teilweiser Akzeptanz: Man akzeptiert allmählich, dass das alte Leben unwiederbringlich vorbei ist. Empfindet natürlich noch Trauer, Bedauern und Sehnsucht nach vergangenen Zeiten. Aber die tiefe Verzweiflung ist überwunden. Der Blick ist nach vorn gerichtet.

---

[1] Vgl. www.flintrehab.com/2015/the-5-stages-of-grief-after-stroke/
[2] Vgl. www.dg-pflegewissenschaft.de/pdf/0801-Schaeffer.pdf

Zuversichtlich macht man das Beste aus seiner Situation.
Nimmt sich vor, noch viel Schönes zu erleben. Setzt sich
Ziele. Man geht den ersten Schritt für einen Neuanfang.
Völliges Annehmen der Lebenssituation als Behinderter. Seeli-
sche Ausgeglichenheit. Neue Lebensfreude.

Dieser Prozess verläuft natürlich bei jedem Menschen anders
und kann fünf Jahre oder länger dauern. Nicht jeder schafft es,
diese Bewältigungs-Phasen so zu durchleben, dass man am
Ende ein gelassener und ausgeglichener Mensch ist. Manche
bleiben stecken in der Phase der Hoffnungslosigkeit und Verzweiflung. Oder man erleidet einen Rückfall, oft ausgelöst
durch ein emotional belastendes Ereignis, wie Krankheit oder
Tod eines Angehörigen. Auch die vielen frustrierenden Müh-
sale des Alltags im Rollstuhl können die Stimmung vermiesen
und führen manchmal zur Frage: »Wofür noch die ganze
Mühe?«. Dennoch: Viele Behinderte können ihre Krankheit
erfolgreich verarbeiten und sind schließlich zufrieden mit
ihrem Leben.

Psychologische Betreuung ist in vielen Fällen sehr hilfreich
und kann den Prozess der Bewältigung in die richtigen Bah-
nen lenken. Auch Entspannungsübungen und Meditation können die Psyche positiv beeinflussen (siehe Kapitel 2.2.2).

Ein Schlaganfall hat tiefgreifende psychische Folgen und es
kommt häufig zu psychischen Folgeerkrankungen und
Wesensveränderungen. Mindestens ein Drittel der Schlaganfall-Patienten erkrankt an einer **Depression** (Post-Schlaganfall-Depression, bzw. Post-Stroke-Depression – **PSD**).[1] Diese
psychische Störung kann auch dann noch fortbestehen, wenn

---

[1] Vgl. www.psychosoziale-gesundheit.net/psychiatrie/depression_nach_schlaganfall.html

der Betroffene nach außen hin seine Krankheit scheinbar bewältigt und angenommen hat. Depressive Patienten sterben in den ersten zwei Jahren nach dem Schlaganfall doppelt so häufig wie Patienten ohne Depressions-Symptome. Auch sind sie oft stärker behindert. Das Risiko für die PSD ist besonders hoch bei weiblichem Geschlecht, höherem Alter, fehlender sozialer Unterstützung, geistiger Einschränkung sowie bei einer Depression bereits vor dem Schlaganfall. Möglicherweise wird der Ausbruch einer PSD durch eine entsprechende genetische Veranlagung begünstigt oder ausgelöst. Das ist noch nicht im Detail erforscht.

Weinen und starke Traurigkeit sind Hinweise auf die beginnende Entwicklung einer PSD. Warnsignal für eine Depression nach einem Schlaganfall ist auch die sogenannte **Affektlabilität.** Das ist eine mangelnde Kontrolle über Gefühlsäußerungen in bestimmten Situationen, bzw. nach auslösenden Reizen. Anzeichen: starke Betroffenheit in emotionalen Situationen, Schreckhaftigkeit und/oder Stimmungsschwankungen. Auch fehlendes Selbstvertrauen und/oder soziale Rückzugstendenzen können auf eine PSD hinweisen. Die Symptome einer Depression, bzw. von Affektlabilität lassen sich durch reine Willenskraft nicht oder kaum beeinflussen.

Von der Affektlabilität zu unterscheiden ist die **Affektinkontinenz.** Sie ist gekennzeichnet durch grundloses, unvermitteltes (pathologisches) Lachen und/oder Weinen. Das passiert selbst dann, wenn das gar nicht zur gegenwärtigen Situation passt. Affektinkontinenz ist die direkte Folge einer hirnorganischen Schädigung in einem bestimmten Bereich des Gehirns (Capsula interna).

Auch Querschnittgelähmte und Amputierte werden durch den Unfall oder die Krankheit in eine tiefe Lebenskrise gestürzt. Dennoch erkranken sie merkwürdigerweise erheblich weniger an Depressionen als Patienten mit anderen neurologischen Störungen (Schlaganfall, Multiple Sklerose, Schädel-Hirn-Trauma). Dies weist darauf hin, dass die PSD keine psychologische Reaktion auf die erlittenen Funktionseinschränkungen ist, sondern dass in erster Linie biologische Faktoren zur Entwicklung einer PSD führen.

Depressionen, Affektlabilität und Affektinkontinenz nach einem Schlaganfall werden meist mit Medikamenten (Antidepressiva) behandelt: Besonders häufig werden Arzneien aus der Medikamenten-Gruppe der SSRI (Selective Serotonin Reuptake Inhibitors)[1] verordnet. In Deutschland bekannte Handelsnamen: Cipralex, Fluctin, Fluxet u.a. Diese Medikamente sorgen für eine Vermehrung des Botenstoffs Serotonin im Gehirn. Serotonin wird häufig als »Glückshormon« bezeichnet. Über die Nebenwirkungen der SSRI-Medikamente sollte man allerdings Bescheid wissen: Es wird berichtet, dass schon eine Tablette dazu führen könne, dass Männer und Frauen nur noch eingeschränkt fähig sind, einen Orgasmus zu bekommen (Hyporgasmie).[2] Deshalb nehmen manche jüngeren Männer SSRI-Medikamente ein, wenn sie ihren Orgasmus verzögern, also länger »können« möchten. Außerdem können diese Medikamente die sexuelle Lust verringern. Diese Nebenwirkungen können auch nach dem Absetzen des Medikaments noch anhalten. Es gibt wohl keine geeigneten Ausweich-Medikamente ohne die Gefahr von sexuellen Funktionsstörungen.

---

[1] Vgl. https://de.wikipedia.org/wiki/Serotonin-Wiederaufnahmehemmer
[2] Vgl. www.depressionny.com/q&a-sexualse.htm

Man muss abwägen, ob man diese und andere Nebenwirkungen von Antidepressiva in Kauf nehmen will oder muss.

Es gibt Hinweise darauf, dass SSRI-Medikamente die Wirkung von Rehabilitations-Therapien verbessern (neuroprotektive Wirkung). Es scheint so zu sein, dass die Einnahme hilft, Lähmungen zu bekämpfen.[1] Dies konnte bislang allerdings nur in Tierversuchen nachgewiesen werden. Möglicherweise erhält man in Zukunft während der Reha SSRI-Medikamente, um die Therapie zu unterstützen – unabhängig davon, ob der Patient eine Depression hat oder nicht.

Man sollte wissen, dass Psychopharmaka in Deutschland die umsatzstärkste Medikamentengruppe sind. Das ist ein Milliarden-Markt. Die Industrie hat ein starkes Interesse, diese Medikamente einzusetzen. So werden sie oft unnötig verschrieben. Aber es geht möglicherweise auch ohne das Schlucken schädlicher Tabletten:

Eine neurologisch bedingte Depression lässt sich eventuell mit einer Kombination aus **Tryptophan**, **Vitamin D** und **Omega-3-Fettsäuren (Fischöl)** bekämpfen. Ganz ohne Chemie und normalerweise ohne irgendwelche Nebenwirkungen.

Der wichtigste natürliche Vitalstoff gegen jede Art von Depression ist die Aminosäure **Tryptophan**.[2] Der Körper bildet mit dessen Hilfe das »Glückshormon« Serotonin. Es wirkt also ähnlich wie SSRI-Medikamente, nur ganz ohne schädliche Chemie. Aber, gleichgültig ob Serotonin mit Medikamenten oder mit Tryptophan gebildet wird: Der Botenstoff Serotonin soll Spastiken verstärken.[3] Weitere Wirkungen von Serotonin: Dieses Hormon fördert die Darmtätigkeit und

---

[1] Vgl. www.tagesspiegel.de/weltspiegel/gesundheit/die-krankheit-danach/9188914.html
[2] Vgl. www.aminosäure.org/aminosaeuren/l-tryptophan
[3] Vgl. http://news.ku.dk/all_news/2014/09/new-research-offers-help-for-spinal-cord-patients

hemmt die Sexualfunktionen.[1] Tryptophan-Kapseln sind erhältlich in der örtlichen Apotheke, preiswerter in einer Internet-Apotheke (z.B. www.medikamente-per-klick.de) oder beim Internet-Kaufhaus www.amazon.de. Auch auf eBay findet man Versandhändler, die sich auf Nahrungsergänzungsmittel spezialisiert haben.

Vitamin D ist ein Vitalstoff, der unter anderem gegen PSD helfen kann.[2] Nicht nur Rollstuhlfahrer, sondern fast alle Deutschen leiden unter Vitamin-D-Mangel, vor allem im Winter, bei wenig Sonnenschein. Vitamin D wird durch Sonnenlicht gebildet. Aber welcher Rolli-Fahrer kommt schon täglich eine Stunde mit freiem Oberkörper an die Sonne? Außerdem behindert Sonnencreme die Bildung von Vitamin D. Gegen Depression hilft es nur in hoher Dosierung. Produkte aus dem Regal von Drogeriemärkten sind da ungeeignet. Rezeptfrei erhält man z.B. Dekristol 4.000 I.E. Tabletten. 90 Tagesrationen kosten in einer Internet-Apotheke ca. 17,- Euro. Auch bei Amazon ist es erhältlich. Diese Ausgabe lohnt sich auf jeden Fall. Die Krankenkasse übernimmt das nur, wenn der Arzt mit einem Bluttest einen Vitamin-D-Mangel nachgewiesen hat. Es sind keine schädlichen Nebenwirkungen von Vitamin D bekannt.

Auch **Omega-3-Fettsäuren** sollen gegen Depressionen helfen.[3] Diese mehrfach ungesättigten Fettsäuren schützen zudem die Blutbahnen, Herz und Hirn. Sie senken das Risiko für Herz-Kreislauf-Erkrankungen enorm. Damit gehören auch Omega-3-Kapseln zu den unverzichtbaren Nahrungsergänzungsmitteln – ob mit oder ohne Depression. Diese Wirkun-

---

[1] Vgl. https://de.wikipedia.org/wiki/Serotonin
[2] Vgl. http://dgk.de/meldungen/pravention-und-anti-aging/vitamin-d-mangel-ist-weit-verbreitet/vitamin-d-und-depressionen.html
[3] Vgl. http://vitamine-ratgeber.com/wirken-omega-3-epa-dha-gegen-depressionen/

gen sind durch Studien nachgewiesen und sind seit langem allgemein anerkannt. Deshalb quälten schon früher viele Eltern ihre Kinder mit Lebertran.

Günstiger als in der Apotheke ist der Kauf bei Amazon. Omega-3-Fettsäuren sind auch in bestimmten Lebensmitteln enthalten, zum Beispiel in Hering.

Weitere Informationen über diese und andere Vitalstoffe in Kapitel 3.13.

Untersuchungen zeigen, dass die PSD meistens von einem niedrigen Spiegel des Botenstoffs **Dopamin** begleitet wird.[1] Den kann der Patient offensichtlich selbst beeinflussen: mit eiweißreicher Ernährung, Ausdauersport und konsequentem Gedächtnistraining. Auch das kann dazu beitragen, die PSD zu mildern.

Eine wichtige Maßnahme gegen Depression: **Bewegung**. Bei körperlich gesunden Menschen soll Ausdauersport stimmungsaufhellend wirken und Depressionen mildern – oder deren Ausbruch zu verhindern.[2] Im Rollstuhl ist Sport ja nur bedingt möglich. Auf jeden Fall ist es klug, sich so viel wie möglich zu bewegen. Wenigstens sollte man täglich am Bewegungstrainer treten und kurbeln. **Magnesium** unterstützt die positive Wirkung von Bewegung auf Körper und Psyche.

Übergewicht scheint Depressionen zu verstärken. Neben Bewegung spielt hier natürlich die Ernährung eine entscheidende Rolle. Siehe Kapitel 3.10. Menschen mit Übergewicht,

---

[1] Vgl. www.ncbi.nlm.nih.gov/pubmed/22464799
[2] Vgl. www.aerztezeitung.de/medizin/krankheiten/neuro-psychiatrische_krankheiten/depressionen/article/850155/depressionen-sport-hilft-antidepressivum.html

aber auch mit chronische Entzündungen (z.B. Rheuma) werden häufig von **Stimmungsschwankungen** geplagt. Beispiel:
die berühmten Fress-Attacken. Das sind meistens noch keine
Depressionen. Das ist auch nicht immer nur psychisch
bedingt, sondern kann auf einen **Mangel an körpereigenem
Tryptophan** hinweisen.

3.4 Langfristig benötigte Hilfsmittel

In Kapitel 2.4.5 wurde zum Thema Hilfsmittel bereits einiges gesagt. Auch zum Hilfsmittelverzeichnis der gesetzl. Kranken-kassen (GKV). Denn einige Basis-Hilfsmittel müssen bereits zum Zeitpunkt der Entlassung aus der Reha zuhause vorhan-den sein. Hier, in Kapitel 3, geht es jetzt um langfristig benö-tigte Hilfsmittel, für deren Auswahl man sich Zeit nehmen soll-te. Sorgfältige Produktvergleiche sind unerlässlich. Es gibt unzählige Hilfsmittel, die Behinderten das Leben erleichtern, bzw. ermöglichen. Es gibt Hilfsmittel für den Alltag, die Schule, den Arbeitsplatz und die Therapie. Einen umfassenden Über-blick gibt die informative Website www.rehadat-hilfsmittel.de. Einige wichtige Hilfsmittel werden nachfolgend vorgestellt.

3.4.1 Rollstuhl

Rollstühle sind Hilfsmittel, mit denen man seine Mobilität wie-dererlangt – zumindest teilweise. Man wird damit wieder ein Stück unabhängig und selbständig. Wie bereits angespro-chen, sollte man seinen persönlichen Rollstuhl (»Rolli«) sehr sorgfältig auswählen. Fachberater informieren leider nicht immer umfassend. Das kann man nicht oft genug betonen. Im deutschen GKV-Hilfsmittelverzeichnis sind Hunderte von ver-schiedenen Rolli-Modellen aufgelistet. Es gibt die unterschied-lichsten Typen mit einer Vielzahl von Funktionen und Eigen-schaften. Folgende Fragen sollte man sich bei der Vorauswahl beantworten:
- Für welchen Einsatzbereich ist der Rolli vorgesehen?
- Welche genauen Anforderungen muss er erfüllen?

- Über welche Einstellmöglichkeiten sollte er verfügen?
- Welches Zubehör zu welchem Zweck wird benötigt?

Im Hilfsmittelverzeichnis sind die Rollis nach ihrem Anwendungsort in fünf Hauptgruppen eingeteilt:[1]

Produktgruppe 18: Kranken-/Behindertenfahrzeuge
- Innenraum
- Innenraum und Außenbereich/Straßenverkehr
- Straßenverkehr
- Treppen
- Ohne speziellen Anwendungsort/Zusätze

Innerhalb der Gliederung nach dem Einsatzort gibt es jeweils zwei Basis-Varianten: Rollis für den Handbetrieb (manuelle Rollstühle) und Elektrorollstühle (»E-Rolli«). Abgesehen von dem, was man allgemein unter Rollstühlen versteht, enthält das Verzeichnis auch spezielle Geräte, wie Treppensteiggeräte, Elektromobile (Scooter), Toilettenstühle usw.

Damit man den einen, richtigen Rollstuhl findet, ist eine systematische Vorgehensweise nötig. Natürlich ist immer eine intensive Beratung durch geschultes Fachpersonal nötig. Aber es ist klug, wenn man selber auch Bescheid weiß.

   Es kommt auch vor, dass es den einen, passenden Rollstuhl gar nicht gibt – weil verschiedene Anforderungen und Verwendungszwecke nicht mit einem einzigen Gerät erfüllt werden können. Ein Rolli für beengte Platzverhältnisse zu Hause sieht zum Beispiel anders aus als ein Rolli für

---

[1]   Vgl. www.rehadat.de/gkv3/Gkv.KHS

unwegsames Gelände im Außenbereich. Möglicherweise benötigt man für verschiedene Aktivitäten mehrere Geräte. »Kann ich den Rollstuhl von Hand bewegen oder brauche ich einen elektrischen Antrieb?« Das ist eine erste wichtige Entscheidung auf dem Weg zum richtigen Rollstuhl. Die Antriebsart ist natürlich abhängig von der Art der Behinderung und auch vom gewünschten Einsatzzweck. Es gibt drei Antriebsarten: **manuelle Rollis** mit Greifreifen, manuelle Rollis mit elektrischem **Zusatzantrieb** und **E-Rollis**. In vielen Fällen braucht man beides, einen manuellen und einen elektrischen Rolli. Denn die manuellen sind zwar klein, handlich und wendig im Alltag. Aber für längere Strecken brauchen Selbstfahrer viel Kraft und Kondition.

Für besondere Zwecke und Anforderungen benötigt man spezielle Modelle: Rollis für Kinder, Faltrollis für den Transport im Kofferraum, wendige und kippsichere Sportrollis, E-Rollis mit Allrad-Antrieb fürs Gelände usw.

Bei den manuellen Rollstühlen werden folgende Typen unterschieden:

Der **Standard-Rollstuhl** ist relativ niedrig im Preis. Er ist ziemlich schwer und hat keine besonderen Funktionen. Er dient der Grundversorgung für die nicht dauerhafte Benutzung und wird oft verwendet für die vorübergehende Nutzung durch wechselnde Benutzer, z.B. in der Reha, auf Flughäfen usw.

Der faltbare **Leichtgewichtsrollstuhl** ist im Prinzip ein Standard-Rollstuhl. Nur eben leichter und für den Transport im Auto geeignet. Solche Rollis werden von der Krankenkasse gerne genehmigt. Manche unerfahrenen Benutzer werden mit

diesem recht preiswerten Hilfsmittel versorgt. Die Standard-
variante des Leichtgewichtsrollstuhls eignet sich aber nur
bedingt für Selbstfahrer, die den ganzen Tag im Rollstuhl sitzen. Er ist eher geeignet für
Patienten, die noch eingeschränkt gehfähig sind und
den Rolli nicht permanent
brauchen. Oder als Ergänzung
zu einem E-Rolli. Wegen der
Ausstattungsmöglichkeiten
kann ein Leichtgewichtsrollstuhl an unterschiedliche
Krankheitsbilder, Behinderungen und Beeinträchtigungen
angepasst werden. Wenn man
die Versorgung mit einem sol-

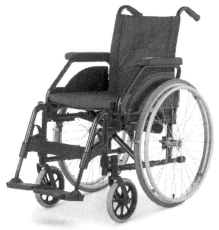

Abb. 10: Der Leichtgewichts-Rollstuhl
Eurochair 1.850 von Meyra

chen Billig-Rolli ablehnt, muss
man das gegenüber der GKV
medizinisch begründen, z.B.
wenn auf die Dauer kein
beschwerdefreies Sitzen möglich ist.

Der **Multifunktionsrollstuhl**
ist so einstellbar, dass er auch
an Menschen mit schwerster
Behinderung angepasst werden kann. Die vielfältigen
Ausstattungsvarianten und
Einstellmöglichkeiten erleichtern die Mobilisierung des

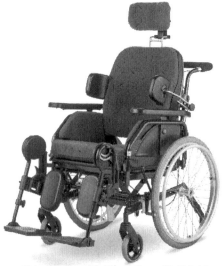

Abb. 11: Der Multifunktions-Rollstuhl
Motivo 2.250 von Meyra

Patienten, die Stabilisierung der Sitzposition, einen Positions-
wechsel usw. Der Multifunktionsrollstuhl wird auch als Pfle-
gerollstuhl bezeichnet.

Der **Adaptivrollstuhl** (auch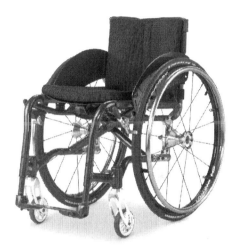
Aktivrollstuhl genannt) ist
der perfekte Alltagsrollstuhl
für Behinderte, die stabil sitzen können. Also vor allem
für Querschnittgelähmte mit
völlig beweglichem Oberkörper. Adaptivrollstühle gibt es
in verschiedenen Ausführun-
gen, mit vielfältigen Anpas-
sungsmöglichkeiten. Faltbar
oder mit stabilem Starrrah-
men. Sie sind leicht, kom-

Abb. 12: Der Adaptivrollstuhl
ZX1 1.360 von Meyra

pakt, sehr wendig und individuell anpassbar. Damit sie nicht

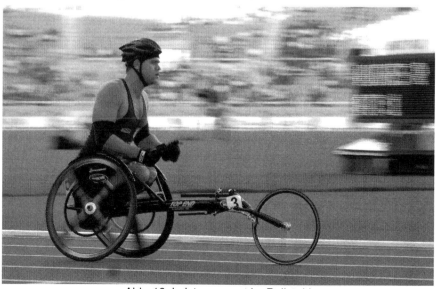

Abb. 13: Leistungssport im Rollstuhl

so leicht umkippen sind die Räder meistens etwas schräg angebracht, so dass sie unten weiter auseinanderstehen (negativer Sturz). Geübte Benutzer können mit solchen Rollis enorm beweglich sein. Einige Modelle sind beinahe schon Sportrollis.

Sportrollstühle sind besondere, kippsichere Konstrukti-
onen. Es gibt sie für verschiedene Sportarten.

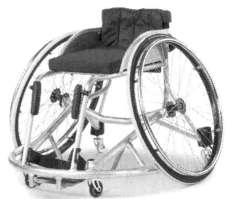

Kinderrollstühle sind besonders schmal und durch die
unten weit auseinanderste-
henden Räder gegen seitli-
ches Umkippen geschützt.
Auch hier gibt es die verschiedensten Modelle.

Abb. 14: Der Sportrollstuhl
Hurricane Basketball 1.880 von Meyra

Viele manuelle Rollstühle können mit elektrischen, hand- oder pedalbetriebenen **Zusatzantrieben** ausgerüstet werden. Je nach Verwendungszweck gibt es die verschiedensten Kon-
struktionen.

Elektrische Rollstühle heißen im Behördendeutsch Kranken-
fahrstühle. Ein Krankenfahrstuhl ist laut Gesetz (§4 Abs. 1 Satz 2 FeVändV) wie folgt definiert:

• durch die Bauart zum Gebrauch von körperlich gebrechli-
chen oder behinderten Personen bestimmt

- mit einer durch die Bauart bestimmten Höchstgeschwindigkeit von nicht mehr als 15 km/h
- mit Elektroantrieb
- hat nicht mehr als einen Sitz
- mit einem Leergewicht von nicht mehr als 300 kg einschließlich Batterien aber ohne Fahrer
- mit einer zulässigen Gesamtmasse von 500 kg (inkl. Fahrer)
- einer Breite über alles von max. 110 cm
- mit einer Heckmarkierungstafel nach ECE-R 69 oben an der Rückseite des Fahrzeugs (orangenes Warndreieck)

Diese Bestimmungen betreffen die Verwendung des E-Rollis im Straßenverkehr. Wer nicht auf öffentlichen Straßen fährt, der muss auf verkehrsrechtliche Bestimmungen natürlich nicht achten.

Auch von elektrischen Rollstühlen gibt es verschiedene Grund-Typen:

E-Rollis für den Innenraum sind einfache, relativ schwere Stahlrohr-Konstruktionen. Wichtigste Eigenschaft ist ihre Wendigkeit in der Wohnung, eventuell aber auch die Anpassmöglichkeiten der Sitzeinheiten (z.B. eine elektrisch verstellbare Rückenlehne). Diese E-Rollis erreichen 6 km/h Höchstgeschwindigkeit und lassen sich nur mit Mühe von Hand schieben. In einigen Fällen ist es sinnvoller, einen manuellen Rollstuhl mit elektrischem Zusatzantrieb zu verwenden. Der ist in der Wohnung wesentlich leichter handhabbar als ein richtiger E-Rolli.

Die meisten Behinderten verwenden einen **Kombi-Rollstuhl für den Innenraum und den Außenbereich**. Er ist relativ wendig in der Wohnung aber auch robust genug für Straße und Garten. Kombi-Rollstühle haben Vorder- oder Hinterradantrieb und sind manchmal auch gefedert. Die gesetzliche Krankenkasse bezahlt nur Rollis bis 6 km/h Höchstgeschwindigkeit. Die meisten Rollstuhl-Modelle sind aber auch in einer 10-km/h-Version erhältlich. Das schnellere Vorwärtskommen ist aber Privat-Vergnügen: Den Mehrpreis muss man normalerweise selbst bezahlen. E-Rollis über 6 km/h benötigen eine Betriebserlaubnis. Der Krankenfahrstuhl wird einmal, beim Hersteller oder Händler, vom TÜV abgenommen und bekommt eine Betriebserlaubnis als Krankenfahrstuhl (§18, Abs. 5 StVZO). Eine Zulassung, wie beim PKW, ist jedoch nicht erforderlich. Man braucht auch keinen Führerschein.

   E-Rollis, die schneller als 6 km/h sind, unterliegen der Versicherungspflicht und benötigen ein Versicherungskennzeichen (Moped-Schild). Modelle bis 6 km/h sind von der Versicherungspflicht befreit. Aber auch mit den nicht versicherungspflichtigen Rollstühlen kann man einen Schaden verursachen. Der wird von der normalen Privathaftpflichtversicherung bezahlt, wenn man den Rolli mit in den Versicherungsver-

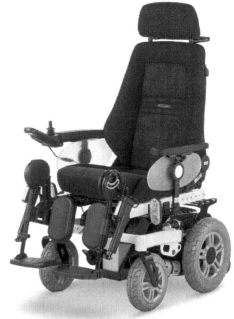

Abb. 15: Der Kombi-Rollstuhl iChair MC3 1.612 von Meyra

trag aufgenommen hat. Krankenfahrstühle dürfen überall dort, wo Fußgängerverkehr zulässig ist, mit Schrittgeschwindigkeit gefahren werden (§24, Abs. 2, StVO). Ansonsten auch auf der Straße. Auf öffentlichen Straßen ist zudem eine Beleuchtungsanlage erforderlich, unabhängig von der Geschwindigkeit.

Rollstühle für den Außenbereich sind bis zu 15 km/h schnell, haben ein gefedertes Fahrwerk und laufen stabil geradeaus. Man kann damit auch auf unebenen Feldwegen fahren, ohne extrem durchgeschüttelt zu werden. Niedrige Bordsteinkanten können überwunden werden. Bei der Benutzung öffentlicher Straßen gelten die oben genannten Bestimmungen.

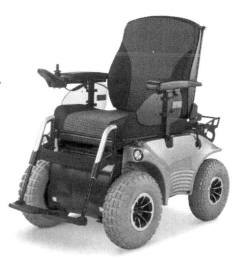

Abb. 16: Der Rollstuhl für den Außenbereich
Optimus 2 S 2.322 von Meyra

   Es gibt auch Spezialmodelle mit Allrad-Antrieb. Sie sind teilweise extrem geländetauglich, für Rollstuhlfahrer, die im Geist wilde Kerle geblieben sind. Sogar umgebaute Segways gibt es als Rolli für den Außenbereich. Die eignen sich allerdings nur für Behinderte mit völlig stabilem Oberkörper.

Auch bei den E-Rollis gibt es spezielle Modelle für Kinder. Außerdem für besondere Anforderungen, wie z.B. das Treppensteigen. Zudem gibt es Alternativen zur üblichen Steuerung per Hand.

Es gibt bei E-Rollis erhebliche Qualitätsunterschiede. Dies
betrifft nicht nur die Sitzsysteme. Die Hersteller stehen alle
unter Kostendruck und sparen, wo sie können. Wie sich min-
dere Qualität auf die Alltagstauglichkeit auswirkt, lässt sich im
Voraus nur ganz schwer beurteilen. Da muss man schon das
Kleingedruckte lesen: Wenn beispielsweise ein Hersteller vor-
gibt, dass man nur Steigungen befahren darf, die nicht steiler
sind als klägliche 11% (z.B. Meyra MC3), dann kann man
davon ausgehen, dass die Motoren wenig robust sind. Die
Rollis des Schweizer Herstellers SKS-Rehab sind dagegen für
Steigungen bis 20% zugelassen (www.sks-rehab.ch). Freilich
ist auch der Preisunterschied enorm. Manche Hersteller bieten
coole Designs und Farben an und lenken damit eventuell von
Qualitäts-Defiziten ab.

Viele E-Rollis sind standardmäßig mit den allereinfachsten
Sitzen ausgerüstet. Auf die Sitzplatte wird oft nur ein ein-

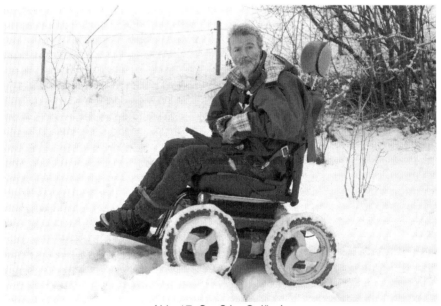

Abb. 17: Spaß im Gelände
Off-road-Rollstuhl vom chinesischen Hersteller Observer

faches Schaumstoffkissen gelegt und die Lehne hat eine Tuchbespannung wie ein Campingstuhl. Hier muss man sich genau informieren. Beschwerdefreies Sitzen ist extrem wichtig, wenn man jeden Tag viele Stunden im Rollstuhl sitzt. Möglicherweise benötigt man ein spezielles Anti-Dekubitus-Sitzkissen, das eine optimale Druckverteilung ermöglicht und Stöße besser absorbiert. Gute Sitze und Lehnen lassen sich für praktisch alle E-Rollis bestellen und notfalls auch noch nachträglich montieren.

Ein weiteres Thema: E-Rollis können mit den verschiedensten Zusatzfunktionen ausgerüstet werden. Sie können damit an praktisch jede Art von Behinderung angepasst werden und tragen bei zu einem beschwerdefreien Sitzen. Wichtige Zusatzfunktionen sind die Verstellmöglichkeiten der Sitzgeometrie: die **Sitzwinkelverstellung** (Sitz-Kantelung) und die **Rückenwinkelverstellung** (verstellbare Lehne). Die Sitzkantelung ist die Änderung des Winkels der Sitzplatte, die vorn nach oben gekippt werden kann. Die elektrisch verstellbare Lehne ermöglicht ein fast flaches Liegen. Diese Verstellmöglichkeiten sind sehr hilfreich. Sie erlauben gelegentliche Lageveränderungen, was Probleme vermeidet, die durch immer gleiche Belastung entstehen. Viele Rollstuhlfahrer kämpfen früher

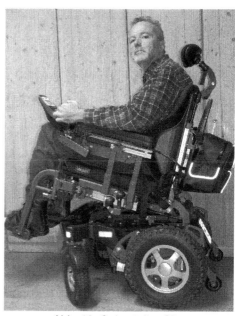

Abb. 18: Gekantelter Sitz
(VIVA GRAND von SKS Rehab)

oder später mit Rückenproblemen und/oder mit Dekubitus. Die elektrische Sitzkantelung sorgt auch dafür, dass der Sitz beim Bergabfahren waagerecht bleibt. Je nach Modell funktionieren diese Verstellmöglichkeiten manuell oder elektrisch. Davon profitieren natürlich in erster Linie Tetraplegiker, die am ganzen Körper betroffen sind. Weitere elektrische Verstellmöglichkeiten sind: Sitzhöhenverstellung und höhenverstellbare Fußstützen.

Bei gesetzlich Krankenversicherten läuft der **Versorgungsprozess** für einen Rollstuhl wie folgt ab:

- Rezeptausstellung: Der Arzt stellt ein Rezept aus. Darin sollten alle medizinisch notwendigen Ausstattungsmerkmale aufgelistet sein.
- Als Nächstes muss man ein von der jeweiligen Krankenkasse zugelassenes Sanitätshaus damit beauftragen, einen Kostenvoranschlag an die Kasse zu senden. Damit beginnt das Genehmigungsverfahren.
- Der Kostenträger beauftragt eventuell den Medizinischen Dienst der Krankenversicherung (MDK) mit der Überprüfung von Notwendigkeit, Art, Umfang und Dauer der beantragten Hilfsmittel-Versorgung.
- Wenn alles glattgeht, wird der Rolli dann vom Sanitätshaus geliefert und individuell angepasst.

Die Krankenkassen bezahlen generell nur die medizinisch notwendige »Basisversorgung«. Das »Maß des Notwendigen« darf nicht überschritten werden. Den Aufpreis für medizinisch nicht notwendige Zusatzausstattungen muss man eventuell selbst bezahlen. Dafür sollte man mehrere Angebote einholen, denn die Preisunterschiede können enorm sein.

Weitere Infos: www.rollstuhratgeber.de und www.rollstuhl-check.net

3.4.2 Hilfen für den Transfer zwischen Rollstuhl, Bett und Toilette

Die meisten Rollstuhlfahrer brauchen mehr oder weniger Unterstützung beim Umsteigen (Transfer) zwischen Rollstuhl, Bett und Toilette. Abhängig von Art und Grad der Behinderung können verschiedene Hilfsmittel verwendet werden, die den Transfer ermöglichen, bzw. erleichtern und die Pflegepersonen entlasten.

Eine einfache Hilfe ist das **Rutschbrett**. Das Rutschbrett ist ein flaches Brett aus Holz oder aus Kunststoff mit einer sehr glatten Oberfläche. Darauf kann der Patient wie auf einer Brücke z.B. vom Bett auf den gleich hohen Roll- oder Toilettenstuhl rutschen. Es wird verwendet, wenn kurzfristiges Stehen nicht mehr möglich ist. Das funktioniert aber nur, wenn man stabil sitzen und beim Rutschen selber mithelfen kann.

Wenn die Beine noch eine Restfunktion haben, kann man den Patienten in eine kurzfristige Stehposition hochheben und dann im Stand drehen. Eventuell kann man dabei unter die Füße eine **Drehscheibe** legen. Dieser stehende Transfer erfordert aber geübte Pflegekräfte, die rückenschonende

Techniken beherrschen und die genau wissen, wo und wie
man anpacken muss.

Stärker betroffene Patienten
können mit einem
Patientenlifter angehoben
werden. Lifter sind kleine
Kräne, die entweder frei stehen oder fest an der Wand
oder an einer Decken-
schiene montiert sind. Es
gibt viele verschiedene
Modelle, die elektrisch oder
von Hand betrieben werden.
Der Patient sitzt während
des Anhebens in einem Sitz
aus Tuch, Gurten und/oder
Stahlrohr.

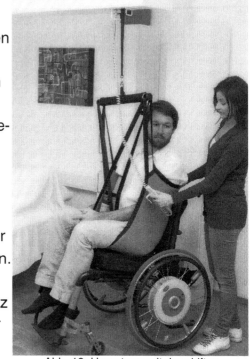

Abb. 19: Umsetzen mit dem Lifter

Wenn der Patient im Bett bewegt werden muss, dann können
dafür verschiedene Arten von **Gleitmatten** benutzt werden.

3.4.3 Lagern und Umlagern im Bett

Wer sich im Bett nicht mehr selber umdrehen kann, der muss
»gelagert« werden. Das heißt, man muss den Patienten in
eine angenehme, beschwerdefreie Schlafposition bringen.
Normalerweise wird man zum Schlafen in eine mehr oder
weniger steile Seitenlage gedreht. Auch für diese Pflegearbeit
gibt es Hilfsmittel. Die zwei wichtigsten sind **Lagerungskissen**

und **Rutschtuch**. Das Rutschtuch liegt auf Matratze und Lein-
tuch, direkt unter Po und Schulter des Patienten. Meistens ist
es auf der Unterseite mit glatter Seide beschichtet, damit es
ohne Reibung gleiten kann. Mit dem Rutschtuch wird der
Patient ganz an den Bettrand gezogen und dann in die Seitenlage gedreht. Das lange, dicke und feste Lagerungskissen
wird dann zwischen Schulter/Po und das heraufgezogene
Bettgitter geschoben, damit der Patient Halt hat und stabil auf
der Seite liegt. Unter Umständen sind in der Nacht zwei oder
drei Lageveränderungen bzw. Seitenwechsel erforderlich. Das
kann für pflegende Angehörige zur großen Belastung werden.
Für besondere Anforderungen und Schädigungen gibt es
Lagerungshilfen in jeder Form. In manchen Fällen muss man
beim Lagern die Dekubitus- und/oder Spitzfuß-Vorsorge im
Auge behalten.

3.4.4 Kommunikationshilfen

Die Kommunikation mit anderen Menschen ist ein soziales
Grundbedürfnis. Sprechen ermöglicht nicht nur einen reibungslosen Tagesablauf, vor allem dann, wenn man auf die
Hilfe anderer angewiesen ist. Sprechen ist einfach auch ein
Stück Lebensqualität. Das erkennt man erst, wenn man es
nicht mehr kann. Etliche Behinderte mit neurologischen Schä-
den können nicht mehr oder nur leise und undeutlich sprechen
(dysarthrische Patienten). Und/oder sie können wegen der
Lähmung ihrer Hand keine Computer-Tastatur bedienen. Aber
das Internet mit E-Mail, Online-Chat, Skype und Facebook/
Twitter ist (nicht nur) für viele Behinderte ein wichtiges Tor zur
Welt. Zur Beschaffung von Information und zur Pflege sozialer

Kontakte. Entsprechende Hilfsmittel können die Lebensqualität erheblich steigern.

Es gibt Hilfsmittel, die das Bedienen eines Computers ohne
Hände ermöglichen: **Augensteuerung** und/oder **Stirnmaus**.
Meistens in Verbindung mit einer Software, welche die Tasta-
tur auf dem Bildschirm anzeigt (**Bildschirmtastatur**). Andere
Hilfsmittel erleichtern die Bedienung mit nur einer Hand. Es
gibt spezielle Tastaturen, die man auch mit eingeschränkter
Hand-Funktion bedienen kann. Nicht immer braucht man spe-
zielle Geräte: Auch normale Computer mit dem Windows-
Betriebssystem können für Behinderte optimiert werden. Im
Start-Menü findet man die Systemsteuerung (Windows 10:
Einstellungen). Dort findet man die Überschrift »Erleichterte
Bedienung«. Da befinden sich einige nützliche Einstellungs-
möglichkeiten. Zum Beispiel die Einrastfunktion der Tastatur.
Damit müssen (Umschalt-)
Tasten nicht mehr gleichzeitig
gedrückt werden, sondern
nacheinander mit einer Hand
bzw. einem Finger.

Wenn fehlendes Sprechver-
mögen durch Hilfsmittel
ergänzt oder ersetzt wird,
dann spricht man von **unter-
stützter Kommunikation**
(UK). Beispiele für solche
Hilfsmittel sind:

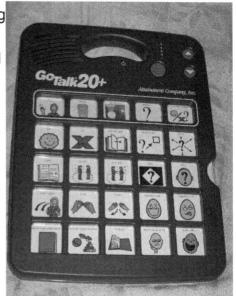

Abb. 20: Häufige Aussagen kann man als
Symbol anklicken und sprachlich ausgeben

Ein Computer-Programm zur **Sprachausgabe** wandelt
geschriebenen Text um in gesprochene und damit hörbare
Sprache. Man tippt also ein, was man sagen möchte. Der
Computer »spricht« dann das Geschriebene. Wort für Wort
oder ganze Textpassagen. Das funktioniert mit jedem normalen Computer/Laptop. Es gibt aber auch spezielle Geräte, Tastaturen oder Touch-Screens. Sie ermöglichen die Bedienung
eventuell auch bei eingeschränkter Hand-Funktion und/oder
geistiger Leistungsfähigkeit. Die Sprachausgabe am Computer ist sozusagen die elektronische Version der einfachen
Buchstabentafel.

Bei einigen Schlaganfall-
Patienten ist auch der Gau-
men bzw. das Gaumensegel
(Velum) mehr oder weniger
gelähmt. Nasenraum und
Mundraum werden dann
vom Gaumensegel nicht
mehr ausreichend getrennt.
Das heißt, die Ausatemluft
bringt nicht oder unzurei-
chend die Stimmbänder in
Schwingung, sondern ent-
weicht ungenutzt durch die
Nase. In solchen Fällen
kann eine **Gaumensegel-
Prothese** (palatal lift) helfen.
Das ist so eine Art Zahn-
spange mit einem elasti-
schen Silikon-Fortsatz. Die-

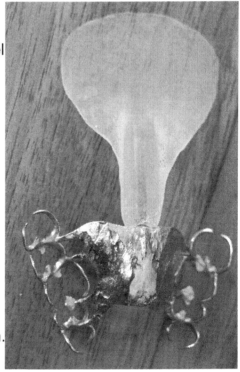

Abb. 21: Gaumensegel-Prothese
»Palatoflex«

ser hebt das gelähmte Gaumensegel an und verhindert so, dass beim Sprechen die Luft durch die Nase entweicht. Das Sprechen wird dadurch wieder verständlicher und weniger anstrengend. Dieses Hilfsmittel ist in Deutschland unter dem Namen **Palatoflex** bekannt. Es muss jeweils individuell angepasst werden.

Info im Internet: www.palatoflex.com

Wer nur leise und undeutlich reden kann, dem leistet eventuell ein **Stimmverstärker** nützliche Dienste. Diese Sprechhilfe ist ein kleines Gerät mit Mikrofon und eingebautem Lautsprecher. Damit wird leises Sprechen in der gewünschten Lautstärke wiedergegeben. Der Stimmverstärker wird häufig zusammen mit der Gaumensegel-Prothese verwendet. Dies erlaubt es womöglich, sich wieder aktiv an Gesprächsrunden zu beteiligen. Ein Stück wieder gewonnener

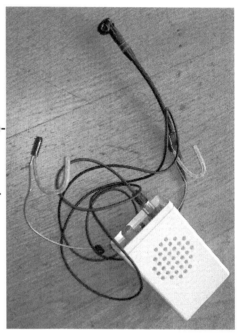

Abb. 22: Stimmverstärker „Freiburg"

Lebensqualität. Im Internet findet man Stimmverstärker in allen Preis- und Qualitätsklassen.

3.4.5 Alltagshilfen

Die Liste der Hilfsmittel, die Behinderten den Alltag erleichtern, ist lang.

Zunächst muss man sich klarmachen, welche Tätigkeit man wieder selbständig verrichten will – und ob es Hilfsmittel gibt, die das ermöglichen oder unterstützen. Viele Hilfen gibt es beispielsweise für Menschen, die nur noch einen beweglichen Arm haben. Beispiele: das Einhand-Frühstücks- oder Schneidebrett oder der Einhand-Eierbecher, der mit Saugnäpfen auf dem Tisch fixiert wird. Es gibt Hilfsmittel fürs Essen, Trinken, Greifen, für die Körperpflege, für Küche und Haushalt, für das Pinkeln unterwegs und vieles mehr.

Ein für Rolli-Fahrer wichtiges Hilfsmittel gibt es preiswert bei Amazon: das Knie-Tablett. Das auf der Unterseite gepolsterte Tablett ermöglicht den sicheren Transport von Geschirr usw. auf dem Schoß. Mit rutschfester Folie bedeckt ist das Knie-Tablett eine unentbehrliche Hilfe für den Alltag im Rolli.

Info und Webshop für Alltagshilfen: www.alltagshilfen24.com

3.4.6 Versicherungen für Hilfsmittel

Hilfsmittel sind oft sehr teuer. Wenn sie beschädigt oder gestohlen werden, kommt die Frage auf, wer das bezahlt. Auch wenn man mit seinem Rollstuhl einen Schaden verursacht, kann das schnell sehr teuer werden. Es ist auf jeden Fall klug, sich über die notwendigen **Versicherungen** zu informieren. Jeder Fall ist anders. Deshalb kann man nicht generell sagen, welche Versicherungen sinnvoll sind. In vielen Fällen sind folgende zwei Versicherungen zu empfehlen:

Die generell wichtigste Versicherung – nicht nur für Behinderte – ist die **Privathaftpflichtversicherung**. Sie bezahlt
Schäden an fremdem Eigentum, die man selbst verursacht.
Z.B. wenn man mit seinem Rolli an einem parkenden Auto
den Lack verkratzt. Oder die angekratzte Türe in einem Hotel-
zimmer. Schäden durch den Rolli sind aber normalerweise nur
versichert, wenn man den Rolli in den Versicherungs-Vertrag
mit aufgenommen hat. Die normale Privathaftpflichtversicherung deckt nur Schäden durch E-Rollis mit bis zu 6 km/h
Höchstgeschwindigkeit. Schnellere E-Rollis brauchen in
Deutschland eine eigene Haftpflichtversicherung, also ein Versicherungskennzeichen (Moped-Schild). Wenn andere, fremde
Leute ein Hilfsmittel beschädigen, dann muss das natürlich
deren Privathaftpflichtversicherung bezahlen.

Die **Hausratversicherung** ersetzt Schäden durch Feuer,
Leitungswasser oder Diebstahl. Für teure Hilfsmittel ist die
normale Versicherungssumme allerdings meistens zu gering.
Z.B. einen E-Rolli sollte man ausdrücklich mit einer entsprechenden Versicherungssumme absichern. Außerdem muss
man klären: Ersetzt die Versicherung nur Schäden durch
Diebstahl mit Gewaltanwendung oder auch durch einfachen
Diebstahl? Und: Auch am Urlaubsort / im Auto oder nur
zuhause?

Wenn man ein Hilfsmittel verliert oder selbst beschädigt,
dann ist das normalerweise nicht durch eine Versicherung
abgedeckt. Es gibt allerdings spezielle Wertsachenversi-
cherungen, welche die Deckung der Hausratversicherung
erweitern. Reparaturkosten werden aber in der Regel von der
Krankenkasse übernommen.

3.5 Erforderliche Umbauten in der Wohnung, Zuschüsse und Finanzhilfen

Wenn man körperlich eingeschränkt aus der Reha nach Hause entlassen wird, dann ist die Wohnung bzw. das Haus selten perfekt behindertengerecht hergerichtet. Meistens muss man sich vorübergehend mit Provisorien behelfen. Siehe Kapitel 2.4.4. Manchmal stellt sich erst im Verlauf von Wochen heraus, mit welcher Art von Umbauten das Leben als Behinderter erleichtert wird. Außerdem erfordern Umbauten eine sorgfältige Planung und Vorbereitung. Auch das nimmt Zeit in Anspruch. Es müssen Fachfirmen gefunden und Angebote eingeholt werden. Vor Baubeginn müssen eventuell Zuschuss-Anträge gestellt und deren Genehmigung abgewartet werden. Bei Mietwohnungen muss natürlich der Vermieter in die Planung einbezogen werden.

Häufig muss das Badezimmer behindertengerecht umgebaut werden. Das heißt in erster Linie, dass die Dusche barrierefrei befahrbar gemacht wird. Und/oder dass die Badewanne durch eine Dusche ersetzt wird. Auch Türschwellen und Stufen beim Zugang zum Haus und/oder Wohnung müssen häufig beseitigt werden.

Solche Umbauten sind teuer. Sie bringen etliche Familien an die finanzielle Belastungsgrenze. Oder sie sind einfach unerschwinglich. Behindert zu sein, ist ein privates Schicksal, für das man nicht die Allgemeinheit haftbar machen kann. Zum Glück leben wir aber in einer Gesellschaft, die Menschen in solchen Situationen nicht allein lässt. Nachfolgend werden die wichtigsten Finanzhilfen für behinderungsbedingte Umbauten vorgestellt:

Leistungen der Pflegekasse: Die Pflegekasse bezahlt einen Zuschuss für »Maßnahmen zur Verbesserung des individuellen Wohnumfeldes« des Pflegebedürftigen. Gefördert werden Umbaumaßnahmen, die die häusliche Pflege erleichtern und/ oder die dem Pflegebedürftigen ein selbstständigeres Leben ermöglichen. Der MDK (Medizinischer Dienst der Krankenversicherung) ist ja ohnehin im Haus, wenn der Pflegegrad festgelegt wird. Bei dieser Gelegenheit sollte man nicht nur absprechen, welche Hilfsmittel benötigt werden (z.B. ein Pflegebett). Auch die erforderlichen Umbaumaßnahmen in der Wohnung sollten gleich angesprochen werden – auch wenn sie noch nicht im Detail geplant sind. Es genügt schon, wenn man den MDK darauf hinweist, dass z.B. die Dusche befahrbar gemacht werden muss. Ansonsten, bzw. später, kann man den Zuschuss mit einem Kostenvoranschlag bei der Pflegekasse beantragen. Die Höhe des Zuschusses richtet sich nach den zu erwartenden Kosten und liegt bei einem Betrag von bis zu 4.000,- Euro pro Maßnahme. Seit Ende 2012 müssen Versicherte keinen Eigenanteil mehr bezahlen. Dabei ist es gleichgültig, in welchen Pflegegrad der Betroffene eingruppiert ist oder wird. Falls der Pflegebedürftige in eine andere, barrierefreie Wohnung umziehen muss, dann können auch die Umzugskosten von der Pflegekasse bezuschusst werden. Falls sich die Pflegesituation ändert und weitere Umbauten notwendig werden, kann erneut ein Zuschuss beantragt werden.

Fördermittel der Bundesländer: Es ist ein langer Weg, Gesetze und Bestimmungen innerhalb der EU zu vereinheitlichen. Noch schlimmer: Wir schaffen das nicht einmal innerhalb von Deutschland. Es hängt vom jeweiligen Bundesland ab, wie die Maßnahmen zur Schaffung von barrierefreiem Wohnraum gefördert werden. Die Vielfalt an Förderprogrammen ist unüberschaubar. Aber immerhin gibt es Förderung. Sie kann bestehen aus: (einkommensabhängigen) Zuschüssen, Bürgschaften, Zins-Zuschüssen und/oder Darlehen. Es gibt (in Bayern) auch die so genannten »leistungsfreien Darlehen«. Das sind Darlehen, die man nicht zurückzahlen muss, wenn bestimmte Bedingungen erfüllt sind. Wahnsinn: 2014 gab es ca. 200 verschiedene Förderprogramme für Privatleute, Firmen und öffentliche Bauträger. Einen umfassenden Überblick findet man auf der Website www.barrierefreiheit.de.

Die Fördermittel müssen normalerweise beim Landratsamt oder bei der kreisfreien Stadt beantragt werden. Auf jeden Fall erhält man dort Informationen, die weiterhelfen.

KfW-Darlehen und -Zuschüsse: Die KfW-Bank (Kreditanstalt für Wiederaufbau) ist die Förderbank von Bund und Ländern. Unter anderem fördert die KfW das barrierefreie Wohnen.[1] Mit Stand 2017 gibt es dafür zwei Programme:

Erstens den »Kredit für altersgerechtes Umbauen«. Das ist ein Darlehen von bis zu 50.000 Euro mit niedrigen Zinsen.

Zweitens, alternativ, kann man einen »Investitionszuschuss altersgerechtes Haus« beantragen. Dieser muss nicht zurückbezahlt werden. Er liegt bei 12,5 % der förderfähigen Kosten und bis zu 6.250 Euro pro Wohneinheit.

Die Förderung durch die KfW kann bei allen Banken und Sparkassen beantragt werden. Wichtig ist, dass der Antrag vor Beginn des Bauvorhabens eingereicht wird. Info im Internet: www.kfw.de

---

[1] Vgl. www.kfw.de/inlandsfoerderung/Privatpersonen/Bestandsimmobilien/Barrierereduzierung

Steuererleichterungen: Wer als Behinderter und/oder als gemeinsam veranlagter Familienangehöriger Steuern bezahlt, der freut sich über Abzugsmöglichkeiten.[1] Behinderungsbedingte Umbaumaßnahmen können auf zwei Arten in der Einkommensteuererklärung geltend gemacht werden: als außergewöhnliche Belastung oder als steuerlich abzugsfähige Handwerkerleistung. Man muss jeweils prüfen, welche Abzugsart günstiger ist, bzw. in Frage kommt.

Grundsicherungsleistungen der Sozialhilfe: Wenn das Geld für die erforderlichen Umbauten nicht ausreicht, kann man sich an das Sozialamt wenden und eine Übernahme der Kosten beantragen. Für diese Sozialleistung gelten Einkommens- und Vermögensgrenzen wie beim ALG II (Hartz IV).

Viele Tipps und Infos rund um das barrierefreie Leben:
www.online-wohn-beratung.de

Hersteller, Produkte und technische Infos: www.nullbarriere.de

---

[1]   Vgl. www.steuertipps.de/lexikon/b/behinderte

3.6 Verhinderungs- und Kurzzeitpflege, Betreuungs und Entlastungsleistungen

Es gibt Leistungen der Pflegekasse, die von vielen Pflegebedürftigen gar nicht in Anspruch genommen werden. Aus
Unwissenheit oder aus Angst vor dem damit verbundenen
Papierkrieg. Dazu gehören die Verhinderungs- und Kurzzeitpflege sowie die Entlastungsleistungen. Dabei gibt es
keinen Grund, Geld zu verschenken, das einem zusteht.

Wenn die häusliche Pflege (zumindest teilweise) von Angehörigen geleistet wird, dann stehen diese Pflegepersonen
natürlich nicht ununterbrochen zur Verfügung. Die private Pflegekraft kann z.B. krank sein, hat etwas zu erledigen, fährt in
den Urlaub und/oder möchte einmal pro Woche ein paar Stunden für sich allein haben. Oder der Betroffene und seine Pflegeperson (oft ist das die Ehefrau) sind gemeinsam im Urlaub
und sie möchte einfach nur ausspannen. Damit der Pflegebedürftige bei Verhinderung der Pflegeperson weiterhin gut versorgt wird, kann die **Verhinderungspflege**[1] in Anspruch
genommen werden (Pflegegrade 2 - 5). Sie wird auch genannt
Pflegevertretung oder Ersatzpflege. Zur Bezahlung einer
Ersatz-Pflegeperson stehen Pflegebedürftigen jährlich 1.612,-
Euro zu. Eventuell kann sich dieser Betrag auf 2.418,- Euro
erhöhen (siehe unten, beim Thema Kurzzeitpflege). Die Pflegekasse bezahlt bis zu sechs Wochen Ersatz-Pflegezeit pro
Jahr. Die Ersatzpflege kann für den kompletten Zeitraum,
wochenweise, tageweise oder stundenweise erfolgen. Es gibt
in jedem Pflegegrad gleich viel Geld. Allerdings muss mindestens Pflgegrad 2 vorliegen und seit der Feststellung des Pfle-

---

[1] Vgl. www.pflegewiki.de/wiki/Verhinderungspflege

gegrads müssen mindestens 6 Monate vergangen sein, bevor man Verhinderungspflege in Anspruch nehmen kann. Wird der zu Pflegende ausschließlich über einen Pflegedienst betreut und nicht von den Angehörigen, dann können die Angehörigen keine Verhinderungspflege beantragen. Anspruch besteht aber, wenn neben den professionellen Pflegeeinsätzen ergänzend private Pflege erfolgt (Kombinationsleistung). Die Ersatz-Pflegeperson darf mit dem Pflegebedürftigen nicht verwandt sein (einschließlich 2. Verwandtschaftsgrad) oder mit ihm in häuslicher Gemeinschaft leben. Sonst ist die Kostenerstattung beschränkt auf den 1,5-fachen Betrag des Pflegegeldes des festgestellten Pflegegrads. Mit der Ersatzpflege kann man einen ambulanten Pflegedienst beauftragen, aber auch Nachbarn, Freunde usw. Gibt man Privatpersonen Geld für die Ersatzpflege, dann muss man diese (evtl. vorübergehend) bei der Minijob-Zentrale anmelden, damit das keine Schwarzarbeit ist und die Aushilfe versichert ist. Das geht unkompliziert im Internet (www.minijob-zentrale.de). Die Ersatz-Pflegekraft muss den Empfang des Geldes quittieren. Diese Quittung muss man dem Antrag auf Kosten-Erstattung für die Verhinderungspflege beilegen (»Bescheinigung über selbst beschaffte Ersatzpflege«). Den Antrag stellt man bei der Kranken-, bzw. Pflegekasse, die dafür Formulare bereithält.

Ob man das Geld der Verhinderungspflege zusätzlich zum Pflegegeld, bzw. zu den Kombinationsleistungen erhält, oder ob das Pflegegeld entsprechend gekürzt wird, hängt ab vom erforderlichen Umfang der Ersatz-Betreuung, bzw. von der Abwesenheitsdauer der bisherigen Pflegeperson:

Wenn täglich mehr als acht Stunden Ersatzpflege notwendig sind, dann wird die Hälfte des bisher bezogenen Pflegegeldes für bis zu sechs Wochen im Jahr weiter bezahlt.

Wer keine ununterbrochene Betreuung benötigt und weniger als acht Stunden pro Tag Ersatzpflege in Anspruch nimmt, dem wird das Pflegegeld nicht gekürzt. Diese Tage werden auch nicht von den möglichen sechs Wochen Verhinderungspflege abgezogen. In diesem Fall muss man unbedingt im Antrag »stundenweise« ankreuzen und die Betreuungs-Stunden genau angeben.

Praxisbeispiel: Eine pflegende Ehefrau nimmt sich jede Woche einen halben Tag frei. Eine Nachbarin übernimmt in dieser Zeit die Betreuung des Pflegebedürftigen. Die Ehefrau muss während dieser Zeit nicht abwesend sein. Die Nachbarin wurde als Minijobberin angemeldet und erhält pro Stunde 12,- Euro (maximal 450,- pro Monat). Dieses Geld bezahlt man zunächst selbst und kann es sich jeden Monat von der Verhinderungspflege zurückerstatten lassen. Da die Ersatzpflege jeweils weniger als acht Stunden dauert, wird das normale Pflegegeld nicht gekürzt.

Ergänzend oder alternativ zur Verhinderungspflege gibt es die Möglichkeit, für einen begrenzten Zeitraum vollstationär in einem Pflegeheim aufgenommen zu werden. Die **Kurzzeitpflege** kann beantragt werden, wenn die häusliche Pflege zeitweise nicht oder nicht im erforderlichen Umfang erbracht werden kann. Das können die gleichen Gründe sein wie für die Verhinderungspflege. Oder andere Gründe erfordern eine vorübergehende stationäre Pflege. Z.B. wenn sich eine Pflegebedürftigkeit unerwartet verschlimmert und umgehend sichergestellt werden soll, dass eine notwendig gewordene Pflege von Fachkräften durchgeführt wird oder wenn geklärt werden soll, ob eine stationäre Versorgung auf Dauer erforderlich ist. Manchmal muss auch Zeit überbrückt werden, bis ein geeigneter Dauer-Heimplatz gefunden ist.

Für bis zu acht Wochen stationärer Kurzzeitpflege bezahlt die Kasse 1.612,- Euro (bei Pflegegrad 2 - 5). Das Pflegegeld wird in dieser Zeit zur Hälfte weiter bezahlt.

Bis zu 50% des nicht verbrauchten Leistungsbetrags für die Kurzzeitpflege (das sind bis zu 806,- Euro) kann zusätzlich für Verhinderungspflege ausgegeben werden. Verhinderungspflege kann dadurch auf max. 150% des bisherigen Betrages ausgeweitet werden. Das sind dann insgesamt 2.418,- Euro pro Jahr.

Anders herum kann der gesamte nicht verbrauchte Leistungsbetrag für Verhinderungspflege auch für die Kurzzeitpflege verwendet werden. Dadurch kann der Betrag für die Kurzzeitpflege bis zu verdoppelt werden.

Eine weitere Leistung der Pflegekasse sind »Zusätzliche **Betreuungs- und Entlastungsleistungen**« Pflegebedürftige, die zu Hause gepflegt werden, können den Entlastungsbetrag in Anspruch nehmen. Dieser soll die Pflegebedürftigen und pflegenden Angehörigen unterstützen, zum Beispiel zur Sicherstellung einer Betreuung im Alltag oder zur Unterstützung bei der hauswirtschaftlichen Versorgung oder der Organisation des Pflegealltags. Der Entlastungsbetrag ist für alle Pflegegrade gleich hoch: 125,- Euro monatlich. Der ambulante Pflegedienst kann die Beantragung übernehmen. Er erbringt dann auch die Entlastungsleistung, denn das Geld wird nicht einfach an den Pflegebedürftigen überwiesen.

Info auf www.pflegestufen.org

3.7 Assistenz und Persönliches Budget

Menschen mit Behinderung möchten natürlich weitgehend selbstständig und selbstbestimmt leben. Dies gelingt meistens nur mit entsprechender Unterstützung. Technische Hilfsmittel reichen dafür aber oft nicht aus. Für die Unterstützung im Alltag, am Arbeitsplatz und/oder bei der Freizeitgestaltung (»soziale Inklusion«) können **persönliche Assistenten** sorgen. Der Bedarf an Assistenz ist sehr unterschiedlich. Schwerstbehinderte brauchen womöglich rund um die Uhr Betreuung. Andere brauchen lediglich eine Begleitung, wenn sie ihre Wohnung verlassen wollen. Angehörigen kann man diese Arbeit auf Dauer kaum zumuten. Viele Behinderte sind deshalb auf die Hilfe von Assistenzkräften angewiesen. Das sind oft Angestellte bei einem Pflegedienst oder einer Behinderteneinrichtung. Sie kommen dann zu den vereinbarten Zeiten ins Haus. In vielen Fällen ist aber der Behinderte selbst Arbeitgeber für Assistenten, meist auf Minijob-Basis (»Arbeitgebermodell«).

Zur Finanzierung der Assistenz gibt es verschiedene Wege. Wenn der ambulante Pflegedienst zusätzlich Assistenz-Aufgaben übernimmt, kann man das als Pflegesachleistung abrechnen, wenn dafür noch Geld übrig ist. Private Assistenzkräfte kann man eventuell mit dem Pflegegeld bezahlen oder mit dem Geld der Verhinderungspflege. Wer wenig Einkommen und Vermögen hat, der kann beim Sozialamt »Hilfe zur Teilhabe am Leben« beantragen. Es werden dann die Kosten für die Assistenz übernommen. Dann gelten aber dieselben Bestimmungen und Einschränkungen wie für andere Sozialhilfeempfänger (Hartz IV). Man darf also praktisch nichts mehr besitzen. Anders kann es aussehen, wenn man zur beruflichen Integration eine Arbeitsplatz-Assistenz benötigt. Die Arbeitsagentur, bzw. das Integrationsamt hat eigene Regeln für die Kostenübernahme. Ansonsten muss man seine Assistenz selbst bezahlen. Das kann man immerhin von der Steuer absetzen – entweder als »haushaltsnahe Dienstleistung« oder als »außergewöhnliche Belastung«.

Um das Verfahren der Finanzierung zu erleichtern gibt das sogenannte »**trägerübergreifende Persönliche Budget**«:

Das Angebot an (Sach-) Leistungen der verschiedenen »Rehabilitationsträger« ist vielfältig und auch ziemlich unübersichtlich. Von Hilfsmitteln über Pflegesachleistungen und/oder Therapie-Stunden bis zur Alltags-, Arbeits- oder Freizeit-Assistenz gibt es jede Form der Unterstützung. Für behinderte Menschen mit Anspruch auf solche Leistungen gibt es eine Alternative zu den einzelnen Sachleistungen: das Persönliche Budget. Das ist eine pauschale Geldzuwendung in Höhe der gesamten bisherigen Dienst- oder Sachleistungen. Der Behinderte kann im Rahmen bestimmter Kriterien und Auflagen selbst entscheiden, wie, wo und wann er welche Dienstleistung oder Unterstützung in Anspruch nimmt und aus seinem Budget bezahlt. Für die Sachleistungen in der Pflege gibt es allerdings nur Gutscheine. Möglich sind auch Mischfinanzierungen aus Sach- und Budgetleistungen. Das Persönliche Budget bringt wieder ein bisschen mehr Selbstbestimmung und Eigenverantwortung (»selbstbestimmte Teilhabe«). Sich selbst zu organisieren ist auch ein Stück Lebensqualität. Mehr Geld als bisher sollte man aber nicht erwarten. Das Persönliche Budget lohnt sich vor allem für Menschen, denen das Sozialamt eine Assistenz bezahlt. Wer z.B. nur Pflege und Krankengymnastik von der Kasse bekommt, für den ist der normale Weg der Abrechnung meistens praktischer. Behinderte mit Persönlichem Budget sind also in vielen Fällen Sozialhilfeempfänger. Anträge auf Persönliche Budgets können bei einem der beteiligten Leistungsträgern gestellt werden, z.B. beim Sozialamt oder bei der Krankenkasse. In vielen Städten gibt es »Gemeinsame Servicestellen der Rehabilitationsträger«. Auch dort kann man sich informieren und den Antrag stellen. Die Adressen findet man auf www.reha-servicestellen.de

Weitere Info auf der Site des Bundesministeriums für Arbeit und Soziales: www.budget.bmas.de

3.8 Maßnahmen gegen Spastik

Neben der Unfähigkeit zur Bewegung ist **Spastik** in den gelähmten Muskeln eines der Hauptprobleme nach einer Schädigung des zentralen Nervensystems (ZNS). Im klinischen Sprachgebrauch bezeichnet man Spastik auch als »Spastizität«, »spastisches Syndrom« oder »supramotoneurales Syndrom«. Der gewollte oder ungewollte Spannungszustand der Muskulatur wird allgemein auch als aktiver oder passiver **Tonus** bezeichnet. Spastik ist ein übersteigerter, krampfartiger Muskeltonus.

Bei ausgeprägten Lähmungen kann der Betroffene seine Muskeln nicht mehr willentlich verkürzen oder verlängern. Zunächst ist die Lähmung meistens schlaff, es gibt also keinerlei Muskelaktivität. Je intensiver man versucht, sich zu bewegen, desto mehr Spannung wird aufgebaut und desto verkrampfter und steifer wird man (Muskeleigenreflex). Diese Spastik entwickelt sich erst nach und nach. Der Grund dafür ist eine Fehlreaktion des Gehirns auf die Lähmung. Generell gibt es zwei Arten von Muskelbefehlen: »Bewegen« und »Halten«. Dafür sind jeweils unterschiedliche Nervenbahnen zuständig. Wenn das Bewegungskommando erfolglos bleibt, dann reagiert das Gehirn unwillkürlich mit übersteigerter Haltekraft, also mit Spastik. Dadurch bilden sich neue Nervenbahnen nur für die Haltekraft und nicht für die Kraft der Bewegung. Und es entstehen dabei kaum Übertragungswege für das Kommando »locker lassen«. Die Spastik wird also immer stärker. Die gewünschte Neubildung von Nervenbahnen für die Bewegung wird dadurch behindert. Die Therapie zur Rückbildung der Lähmung wird erschwert. Neuere Untersuchungen zeigen, dass der Botenstoff (Neurotransmitter) Serotonin an der Entstehung von Spastik beteiligt ist.[1]

Nach einem Hirnschaden entsteht Spastik meist schon nach wenigen Tagen (zentrale Spastik). Bei Schäden am Rückenmark dauert das länger und ist dann oft wesentlich stärker ausgeprägt als nach einem Hirnschaden (spinale Spastik). Bei beiden Formen entwickelt sich die Spastik über einen Zeitraum von einigen Wochen und kann noch nach Monaten stärker werden.[2]

Diese Vorgänge wirken sich auch auf die Muskeln selbst aus. Unter anderem können Verkalkungen in der Muskulatur entstehen (heterotope Ossifikation). Diese führen zu starken Schmerzen, welche die Spastik weiter verstärken.

Auch bei schlaff gelähmten Muskeln ist meist noch ein unwillkürlicher Tonus vorhanden (reflektorischer Ruhetonus). Dieser kann beispielsweise den Arm in Beuge-Stellung ziehen. Das ist aber keine spastische Verspannung.

Spastiken entstehen also allein schon durch die Unbeweglichkeit des Muskels. Besonders am Morgen, nach dem Aufwachen, ist häufig der ganze Körper verspannt. Denn beim Schlafen werden die Muskeln ja nicht einmal passiv bewegt.

Spastik kann aber auch jederzeit durch verschiedene Einflüsse ausgelöst werden: Jede Art von Anstrengung erhöht die Muskelspannung, eventuell auch an nicht beteiligten Körperteilen. Das Gleiche gilt für psychische Anspannung. Auch länger anhaltender Druck auf das Gewebe erregt die Nervenzellen. Das ist ein weiterer Grund, warum liegende Patienten öfter anders gelagert werden müssen. Häufig reicht schon ein

---

[1] Vgl. http://news.ku.dk/all_news/2014/09/new-research-offers-help-for-spinal-cord-patients
[2] Vgl. www.der-querschnitt.de/archive/3552

Streichen über die Haut, um Spastik auszulösen, z.B. beim
An- und Auskleiden. Schmerzen, Harndrang, Darmdruck und
Gähnen führen ebenfalls zu einer Erhöhung der Muskelspannung. Zudem hat die Stellung des Kopfs Einfluss auf die
Spastik. Ein Überdehnen des Nackens kann Muskelspannung
auslösen und/oder lösen (Tonischer Nackenreflex). Wenn man
den Kopf zur Seite dreht, kann das kurzfristig lösend wirken.

Allerdings ist ein erträgliches Maß an schmerzloser Spastik
nicht nur negativ: Spastik bringt Leben in die ansonsten bewe-
gungslosen Muskeln. Das kann guttun, fördert die Durchblutung, verbrennt ordentlich Kalorien und bremst die Rückbildung von Muskelmasse. Außerdem kann Spastik die Kraft
bringen, um kurzzeitig auf den Beinen zu stehen, vor allem
beim Transfer vom und in den Rollstuhl.

Es gibt eine Reihe von mehr oder weniger wirksamen Maßnahmen gegen Spastik. Die Wichtigste: **Bewegung**! Krankengymnastik (Physiotherapie) trägt bei zur Vermeidung von Mus-
kelverkürzung und eventuell zum Wiedererlernen von Bewegung durch repetitive (ständig wiederholte) Übungen. Aber zur
Bekämpfung von übermäßiger Spastik reicht es bei weitem
nicht aus, wenn man ein paar Mal pro Woche bei der Krankengymnastik durchbewegt wird. Hier leistet ein Bewegungstrainer (Motomed) wertvolle Dienste. Man sollte täglich Arme
und/oder Beine bewegen – aus eigener Kraft und/oder passiv.
Beim Treten und Kurbeln wird auch der Oberkörper bewegt
und der Rumpf gebeugt. Dies löst in vielen Fällen die enorm
lästige Spastik im Bereich von Blase und Darm. Info zum
Motomed siehe Kapitel 2.4.6.

Ein weiterer Faktor bei der Bewältigung von Spastik ist einmal
mehr die **Psyche**, aber auch die bewusste Willenskraft. Eine
gute »Tagesform«, ausgeglichene Stimmung, ausgeschlafen
sein sowie die Vermeidung von Ärger und Angst reduzieren
die Spastik spürbar. Man kann dies natürlich durch Entspan-
nungstechniken, Musik und/oder Meditation unterstützen.
Auch die in Kapitel 2.2.2 beschriebene Hypnotherapie kann
Spastiken reduzieren. Wenn die Spastik morgens nach dem
Aufwachen besonders stark ist, kann das Anhören der entsprechenden Hypnose-CD einen entspannten Start in den Tag
bringen. Natürlich muss man dabei auch alle Muskeln mobi-
lisieren, auf die man willentlich zugreifen kann.

Bewusst locker zu lassen ist schwierig, wenn die Spastik
»einschießt«. Wenn man sich bewusst entspannt und sich
etwas Zeit nimmt, kann das aber gelingen. Möglicherweise
geht das über die Jahre immer leichter. Aktives Entspannen
kann man eventuell auch trainieren. Man lernt, nicht auf jede
Muskeldehnung mit Spastik zu reagieren. Um das zu üben,
lässt man den gehaltenen Körperabschnitt mit der Schwerkraft
fallen. Dies kann durch Atemtechnik unterstützt werden.

Manchmal leider unvermeidlich: **Tabletten** zur Muskelentspannung (Muskelrelaxanzien). Unter anderem werden folgende
Medikamente bzw. Wirkstoffe in Tablettenform gegen Spastik
verwendet:

Wirkstoff	Handelsname
Baclofen	Lioresal
Tizanidin	Sirdalud
Tolperison	Mydocalm
Dantrolen	Dantamacrin

Vorsicht! Diese Medikamente haben starke Nebenwirkungen. Unter anderem können sie dazu beitragen, dass man mühsam wiedererlangte Willkürkraft wieder verliert. Also, dass die Lähmung zurückkommt oder gar nicht erst zurückgeht. Manche Ärzte in der stationären Reha verabreichen gerne Muskelrelaxanzien. Denn es erleichtert Pflege und Tranfers, wenn der Patient weniger steif ist. Aber der Nutzen steht meist in keinem Verhältnis zum möglichen Schaden. Das gilt erst recht bei hoher Dosierung.

Sogar die Schulmediziner der *Deutschen Gesellschaft für Neurologie* schreiben über solche Tabletten: „Zentral wirksame Antispastika bewirken eine Abnahme der Erregbarkeit von spinalen Interneuronen und damit von Motoneuronen. Sie weisen (dosisabhängig) relativ häufig Nebenwirkungen, insbesondere Sedation und Abnahme von Muskelkraft, auf.“[1]

Spätestens, wenn man aus der Reha entlassen wird, sollte man versuchen, auf diese Medikamente zu verzichten. Hier sollte man sich von herablassender Besserwisserei mancher Ärzte nicht beirren lassen.

Bei schwerer, pflegebehindernder Spastik im ganzen Körper empfehlen manche Ärzte, das Medikament Baclofen dauerhaft direkt ins Rückenmark zu spritzen (intrathekale Baclofen-Behandlung ITB). Dazu wird eine Pumpe in den Rücken einoperiert. Der angeschlossene Katheter leitet die flüssige Form von Baclofen unmittelbar in den flüssigkeitsgefüllten Raum, der das Rückenmark umgibt. Vorsicht: Diese radikale Methode kann zu Nebenwirkungen und schwerwiegenden Komplikationen führen. Die *Deutsche Gesellschaft für Neurologie* schreibt über die **Baclofen-Pumpe**: „Bei Patienten mit

---

[1] Vgl. www.dgn.org/images/red_leitlinien/LL_2008/archiv/ll08kap_096.pdf

schwerer generalisierter Spastik, Tetra- oder Paraspastik, die mit Physiotherapie und oraler antispastischer Therapie nicht ausreichend behandelt werden können, sollte eine intrathekale Baclofen-Dauertherapie Typ A mittels Pumpen erwogen werden." Und: „Die Indikationsstellung zur intrathekalen Baclofen-Behandlung (ITB) sollte erst nach nicht zufriedenstellendem oralem Behandlungsversuch erfolgen, da es bei dieser Behandlung zu Nebenwirkungen, aber auch schwerwiegenderen Komplikationen (ca. 8–10 %) kommen kann."[1]

Wenn starke Spastik nur einzelne Körperteile betrifft (fokale Spastik), spritzen manche Ärzte das Nervengift **Botox** (Botulinum-Neurotoxin Typ A = BoNT A) direkt in die betroffenen Muskeln. Auch da sollte man allerhöchstens im Ausnahmefall zustimmen. Die *Deutsche Gesellschaft für Neurologie* schreibt dazu: „Die lokale BoNT-A-Therapie ist eine evidenzbasierte Behandlungsform der spastischen Muskeltonuserhöhung und als Behandlung der Wahl bei fokaler, multifokaler und segmentaler Verteilung der Spastizität, z. B. bei Beugespastik der Ellbogen-, Hand- und Fingermuskeln, spastischer Schulteradduktion und -innenrotation, Adduktorenspastik und spastischem Spitzfuß, empfohlen."[2]

Auf lange Sicht ist und bleibt aktive und/oder passive Bewegung die wichtigste Maßnahme gegen Spastik. Zudem können folgende »Hausmittel« dämpfend auf (chronische) Spastik wirken:

---

[1] Vgl. www.dgn.org/images/red_leitlinien/LL_2008/archiv/ll08kap_096.pdf
[2] Vgl. www.dgn.org/images/red_leitlinien/LL_2008/archiv/ll08kap_096.pdf

Magnesium ist ein wichtiger Mineralstoff mit muskelentspannenden Eigenschaften. Menschen mit chronischer Spastik sollten diesen Vitalstoff auf jeden Fall einnehmen. Ein hoher Magnesiumspiegel senkt auch das Risiko, an einem **Herzinfarkt** zu sterben.[1] Er kann zudem etliche Beschwerden mildern wie chronische Müdigkeit, Leistungsschwäche, Schlafstörungen, Migräne, Blutarmut, Diabetes. Es kostet wenig und hat keine unerwünschten Nebenwirkungen. Es gehört deshalb zu den unverzichtbaren Nahrungsergänzungsmitteln. Magnesium ist allerdings nicht so wirksam, dass man allein damit starke spastische Krampfanfälle lösen könnte. Je nach Empfindlichkeit und Dosierung kann Magnesium zu weichem Stuhl führen oder sogar Durchfall verursachen. Das ist völlig unbedenklich und klingt wieder ab. Eventuell tritt dieser Effekt nur bei Beginn der Einnahme auf. Der weiche Stuhl zeigt an, dass die Aufnahmekapazität für Magnesium im Körper erreicht ist. Viele Menschen mit einem spastisch gelähmten Darm leiden an Verstopfung. Denen kann Magnesium eventuell einen doppelten Nutzen bringen.

Produkt-Empfehlung: Warnke Magnesium. 250 Tagesrationen kosten in der Internet-Apotheke ca. 14,- Euro.

Hinweis: Mit der nachfolgenden Information über Cannabis soll lediglich Wissen vermittelt werden. Cannabis ist eine illegale Droge. Auf keinen Fall soll damit zum Begehen einer Straftat ermuntert werden.

---

[1] Vgl. www.magnesium-ratgeber.de

Eines der wirksamsten Medikamente gegen Spastik ist zudem frei von schädlichen Nebenwirkungen: **Cannabis**.[1] Cannabis ist der wissenschaftliche, aber dennoch gebräuchliche Name für Hanf. Wenn man Cannabis als Arzneimittel nutzt, spricht man von **Medizinalhanf**. Studien belegen, dass die in Cannabis enthaltenen Wirkstoffe (Cannabinoide) unter anderem gut gegen Spastik und starke Schmerzen wirken. Bekannt ist vor allem der berauschende Inhaltsstoff THC (Tetrahydrocannabinol). Cannabis wird seit Jahrtausenden in der Medizin verwendet, wurde aber nach dem Krieg wegen seiner berauschenden Wirkung in vielen Ländern verboten. Das ist unverständlich, denn Cannabis macht als Droge weder süchtig, noch krank – im Gegensatz zu den legalen Drogen Alkohol und Nikotin. In mehreren Ländern wird der Konsum geringer Mengen Cannabis deshalb inzwischen wieder geduldet: z.B. in Holland, Tschechien, in Teilen der USA.

In Wikipedia findet sich folgender Eintrag zur medizinischen Wirkung von Cannabis: »Die antiataktische (Bewegungsabläufe koordinierende) und antispastische (d. h. krampflösende) Wirkung der Cannabis-Wirkstoffe begründet die Anwendung zur Unterdrückung von Spasmen, Lähmungen und Krämpfen, wie sie bei Multipler Sklerose auftreten. Es kann die Krankheit zwar nicht heilen, aber die Symptome der Krankheit unterdrücken und dem Patienten so sein Leben erleichtern.«

Cannabis ist zudem ein sanftes Mittel für ein leichteres Ein- und Durchschlafen. Bei höherer Dosierung macht sich die erwünschte oder unerwünschte berauschende und bewusstseinserweiternde Wirkung des THCs bemerkbar. Vor-

---

[1]   Vgl. www.selbsthilfenetzwerk-cannabis-medizin.de

sicht: Alkohol kann diese Wirkung drastisch verstärken. Cannabis berauscht aber viel weniger aggressiv als Alkohol.

Leider ist es in Deutschland sehr schwierig, medizinisches Cannabis zu beschaffen. Nur in wenigen Einzelfällen erhalten Patienten eine behördliche Ausnahmegenehmigung zum Erwerb von Cannabisblüten.
Ein THC-haltiges Medikament zur Behandlung von spastischen Schmerzen, vor allem bei Multipler Sklerose, ist Dronabinol. Aber auch dafür ist es praktisch unmöglich, ein Rezept zu bekommen – schon gar nicht mit einer Kostenübernahme durch die Krankenkasse. Dronabinol ist extrem teuer. In letzter Zeit gibt es Bestrebungen, die Beschaffung von medizinischem Cannabis zu erleichtern. Dies wird jedoch bislang von konservativen Politikern verhindert. Besonders Bayern ist auch bei diesem sozialen Thema hoffnungslos rückständig.

Traurig aber wahr: Für Spastik-Patienten ist es meistens einfacher und billiger, wenn sie das medizinische Cannabis illegal besorgen. Auch wenn sie damit ein Risiko eingehen. Der Kauf und Besitz von Cannabis ist in Deutschland zwar rigoros verboten, nicht aber der Konsum. Damit das in der Praxis funktioniert, hat sich die Rechtsprechung durchgesetzt, wonach der Besitz kleiner Mengen Cannabis für den »gelegentlichen Eigenverbrauch« nicht strafrechtlich verfolgt wird. Diese »kleine« Menge unterscheidet sich je nach Bundesland. Am wenigsten wird (natürlich) in Bayern toleriert: 6 g Cannabis. In Schleswig-Holstein sind es dagegen 30 g. Beschlagnahmt wird es trotzdem, wenn man erwischt wird. Und eine Anzeige gibt es erst mal auch. Die Kleinmenge des »gelegentlichen Eigenverbrauchs« sollte man keinesfalls überschreiten.

Mit 6 g sollte ein chronischer Spastiker aber ein paar Wochen zurechtkommen. Man wird also nicht gleich zum Kriminellen, wenn man sich sein Cannabis auf dem Schwarzmarkt oder im Ausland besorgt. Es gibt keinen Grund für ein schlechtes Gewissen. Dennoch: Auch wenn man nur eine kleine Menge Cannabis kauft und/oder besitzt, macht man sich strafbar. Man geht damit ein Risiko ein. Deshalb sollte man Cannabis gegen Spastik allenfalls verwenden, wenn bei starken Schmerzen die anderen Mittel wirkungslos sind und/oder nicht vertragen werden. Auf keinen Fall soll hier zur Begehung einer Straftat ermuntert werden.

Man kann Cannabis üblicherweise in zwei Formen kaufen und konsumieren: als **Marihuana** oder als **Haschisch**.

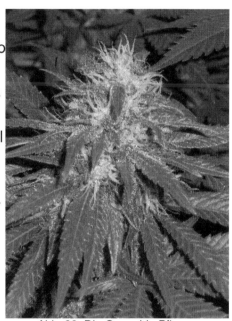
Abb. 23: Die Cannabis-Pflanze

Marihuana (oder umgangssprachlich Gras) nennt man die getrockneten Blüten der weiblichen Hanf-Pflanze. Marihuana wird meistens mit Tabak gemischt und als »Joint« geraucht oder es wird in einem sogenannten Vapori-

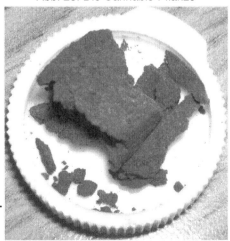
Abb. 24: Haschisch

zer verdampft. Vaporizer sind kleine elektrische Geräte, in denen eine geringe Menge Cannabis erhitzt wird. Der Wirkstoff verdampft dabei und kann inhaliert werden. Rauch entsteht dabei keiner. Vaporizer sind preiswert. Man kann sie ganz legal kaufen, z.B. bei Amazon.

Haschisch ist das zu Platten oder Blöcken gepresste Harz der Pflanze. Zerkrümelt kann Haschisch ebenfalls geraucht oder mit einem Vaporizer inhaliert werden. Für Behinderte dürfte es aber in den meisten Fällen praktischer sein, wenn sie es in Form von Keksen essen (Haschkekse oder umgangssprachlich Space-Cookies). Da kann man bequem vor dem Schlafengehen eins nehmen. Haschkekse zu backen ist so einfach wie das Backen von Weihnachtsplätzchen.

Einfache Haschkekse für Spastiker

320 g Butter, ca. 4 g Haschisch, Salz, Saft von einer halben Zitrone, 2 EL Vanillezucker, 2 EL Wasser, 180 g Zucker (oder weniger oder Stevia), 500 g Mehl.

100 g Butter schmelzen. Das Haschisch zerbröseln und in der heißen Butter vollständig(!) auflösen. Die flüssige Butter mit der restlichen Butter verkneten, dann mit den Gewürzen, dem Wasser, dem Zucker und zuletzt dem Mehl zu einem Mürbteig verarbeiten. Den Teig zwei Stunden im Kühlschrank ruhen lassen. Den Backofen auf 200 Grad vorheizen. Den Teig in der Größe des Backblechs ausrollen und auf das mit Backpapier ausgelegte Blech legen. Die Teigfläche mit einer Gabel mehrmals einstechen. Den Teig auf mittlerer Schiene ca. 20 Minuten backen. Den heißen Blechkuchen in ca. 2 x 5 cm große Stücke schneiden. Die nicht kurzfristig benötigte Menge sollte man einfrieren.

Das Rezept ist aus dem Buch »Backen mit Hanf« von Kathrin Gebhardt.

Es gibt noch weitere »Hausmittel«, die auf Spastik dämpfend wirken können. Allerdings sollte man sich von der Wirksamkeit nicht zu viel versprechen. Oder aber die Nebenwirkungen sind gravierend. Dazu gehört der Alkohol:

In vielen Fällen bewirkt **Alkohol** eine rasche Muskelentspannung. Allerdings mahnen nicht nur die allseits bekannten schädlichen Wirkungen dieser Droge zur Vorsicht. Viele Gelähmte (Schlaganfall-Patienten) mit teilweise wiedererlangter Kraft sind sehr schwach und ermüden schnell. Schon ein Glas zu viel kann zu weitgehender Kraftlosigkeit führen. Der Transfer ins Bett wird dann möglicherweise zum ungeplanten Abenteuer, besonders für die beteiligte Hilfskraft. Diese Kraftlosigkeit entsteht nicht erst dann, wenn man richtig betrunken ist. Da reicht oft schon ein kleiner Schwips. Gegen ein oder

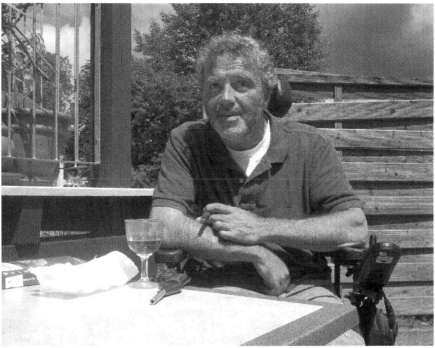

Abb. 25: Entspannung und Lebensqualität: ein Glas Whisky und ein Zigarillo

zwei Gläser Rotwein am Abend ist aber wohl wenig einzuwenden. Das kann sehr entspannend wirken. Bei dieser Menge ist der Nutzen für (ansonsten gesunde) Menschen mit Spastik wohl größer als der mögliche Schaden. Und, anders als beim Cannabis-Konsum, muss man beim Rotweintrinken nicht befürchten, dass plötzlich die Polizei vor der Türe steht.

In unserem Kulturkreis hat Alkohol viel mit Geselligkeit und Lebensqualität zu tun. Viele Behinderte, die ja in ihrem Leben stark eingeschränkt sind, schätzen deshalb einen edlen Rotwein oder einen Single-Malt-Whisky ganz besonders. Da steht der Genuss im Vordergrund, und weniger die Muskelentspannung. Aber Vorsicht: Das kann schneller zur krankhaften Sucht werden, als man denkt. Das geschieht oft schleichend. Eventuell muss man auch die Gefahr von Wechselwirkungen mit Medikamenten beachten. Außerdem enthält Alkohol sehr viele Kalorien und erhöht den Blutdruck. Beides ist (nicht nur) für die an Bewegungsmangel leidenden Rollstuhlfahrer ein großes Problem. Alkohol steigert die Gefahr, einen (erneuten) Schlaganfall zu erleiden. Verständlich, dass dieses Konsumgift als Mittel gegen Spastik weitgehend unerwähnt bleibt. Auch für den Alkohol gilt der Spruch von Paracelsus: »Alle Dinge sind Gift, und nichts ist ohne Gift; allein die Dosis machts, dass ein Ding kein Gift sei.«

Auch die im **Grüntee** enthaltenen Wirkstoffe sollen auf die Muskeln entspannend wirken, zumindest bei leichter Spastik. Dieser gesunde Tee kann auf keinen Fall schaden. Die Wirkung kann möglicherweise verstärkt werden, wenn man dem Tee **Schwarzkümmel** (Nigella sativa) beimischt. Schwarzkümmel ist nicht zu verwechseln mit dem Gewürzkümmel (Carum carvi), der bei Verdauungsproblemen helfen kann. Vor der

Verwendung den Schwarzkümmel entweder fein zerstoßen oder fertiges Schwarzkümmelöl im Tee verwenden. Natürlich kann man Schwarzkümmel-Produkte auch ohne Grüntee einnehmen. Es gibt auch Schwarzkümmelöl-Kapseln zum Einnehmen, z.B. von Kräuterhaus Sanct Bernhard. Schwarzkümmel wirkt gut krampflösend. Allerdings ist die Wirksamkeit gegen Spastik noch nicht wissenschaftlich nachgewiesen. Das gilt wohl auch für seine blutdrucksenkende Wirkung.

Nikotin beeinflusst das Nervensystem und soll leicht muskelentspannend wirken. Allerdings ist bei diesem Konsumgift der Schaden auf jeden Fall größer als der zumeist kaum wahrnehmbare Nutzen. Unter anderem verursacht Rauchen Bluthochdruck und Schlaganfälle. Rollstuhlfahrer mit Bewegungsmangel sind besonders gefährdet. Wer dennoch raucht, muss zumindest wohl nicht befürchten, dass Nikotin die Spastik verstärkt.

Sex, oder besser gesagt ein **Orgasmus**, kann ebenfalls für entspannte Muskeln sorgen. Allerdings erst im Nachhinein: Erregung und Anstrengung können zunächst starke Spastiken auslösen.

Ob man mit **Homöopathie** ernsthaft Krankheiten und Beschwerden lindern kann, wird seit vielen Jahren kontrovers diskutiert. Manche schwören darauf und verweisen auf angebliche Heilerfolge. Homöopathische Mittel wurden so stark verdünnt, dass sie praktisch keinerlei Wirkstoff enthalten. Aber Ausprobieren schadet nicht. Gegen leichte Spastiken kann man das homöopathische Kombinationsarzneimittel Spascupreel ausprobieren. Insbesondere wird aber auch das homöopathische Mittel Agaricus muscarius (**Fliegenpilz**) zur Muskelentspannung verwendet.

Erfahrene Anwender von **Naturmedizin** können auch mit einem Tee aus frischem oder getrocknetem Fliegenpilz experimentieren. Da ist der Wirkstoff-Gehalt wesentlich höher als bei einem homöopathischen Mittel. Aber natürlich muss man diesen berauschend wirkenden Giftpilz sehr vorsichtig dosieren. Neben Halluzinationen sind auch Delirien und großes Unbehagen möglich. Im Internet findet man Anleitungen für die Zubereitung von Fliegenpilz-Tee, der von manchen Leuten als legale berauschende Droge getrunken wird.

3.9 Was tun gegen Muskel- und Knochenschwund?

Unbenutzte Muskeln bilden sich innerhalb von kurzer Zeit
zurück. Manche schlaff gelähmten Arme und Beine scheinen
nur noch aus Haut und Knochen zu bestehen. Die fehlenden
Muskeln sind nicht nur eine optische Beeinträchtigung. Muskeln verbrauchen Kalorien, erzeugen Körperwärme und bilden
ein Polster gegen Dekubitus. Sie produzieren bei Belastung
wichtige Hormone (Myokine), stärken das Immunsystem und
tragen bei zu Vitalität und Wohlbefinden. Myokine beeinflussen alle anderen Organe. Bekannt sind bisher Wirkungen auf
Diabetes, das Herz-Kreislauf-System, den Stoffwechsel und
die Dehnbarkeit von Gefäßen.[1] Statistisch gesehen haben
Menschen mit wenig Muskelmasse häufiger Krebs.[2] Der
Rückgang von Muskelmasse bei Behinderten geht häufig ein-
her mit einer Zunahme von schädlichem Körperfett. Bewegungsmangel und unangepasste Ernährung sind hier natürlich
die bestimmenden Faktoren. Deshalb gibt es unter Rollstuhlfahrern auffällig viele fettleibige Menschen. Zum Thema
Ernährung siehe auch Kapitel 3.10.

Was kann man tun, um den Abbau der Muskeln zu vermeiden
oder zu verzögern? Selbstverständlich und naheliegend: möglichst viel aktive **Bewegung** mit den zugänglichen Muskeln. Je
nach Art der Behinderung heißt das möglicherweise: tägliche
Übung am Bewegungstrainer (Motomed). Auch, wenn man die
Muskeln mehrmals täglich einfach nur anspannt, hat das
schon einen positiven Effekt. Jede Art von Bewegung tut gut!
Das bringt auch den Kreislauf in Schwung. Man fühlt sich

---

[1] Vgl. SWR-Sendung »Odysso« vom 21.04.16
[2] Vgl. www.netdoktor.de/magazin/krebspraevention-muskeln-koennen-vor-krebs-schuetzen

dabei sofort belebter. Querschnittgelähmte mit aktivem Oberkörper haben natürlich ganz andere Trainings-Möglichkeiten
als am ganzen Körper betroffene Schlaganfall-Patienten. Auch
Spastiken sorgen für (ungewollte) Bewegung und beanspru-
chen bestimmte Muskelgruppen. Diese können auf diese
Weise erhalten bleiben und sogar wachsen. Deshalb ist Spastik nicht immer nur schädlich.

Die Ernährung spielt beim Aufbau und beim Erhalt der Muskeln eine wichtige Rolle. Man sollte möglichst viel **Eiweiß**
(Protein) zu sich nehmen. Also Fleisch, Fisch, Hülsenfrüchte,
Quark, Käse etc. Den Verzehr von Kohlenhydraten sollte man
entsprechend reduzieren. Das sind vor allem Getreideprodukte und Zucker. Der weitgehende Verzicht auf Brot, Nudeln,
Reis usw. ist auch eine wichtige Maßnahme gegen das Dick-
werden. Auf Zucker sollte man völlig verzichten. Muskelerhalt
und Gewichtskontrolle gehen so Hand-in-Hand. Natürlich darf
man diese Ernährungsempfehlung lediglich als Richtlinie
ansehen, ohne es extrem zu übertreiben. Wichtig ist eine aus-
gewogene, vitaminreiche Vielfalt – nicht nur für Rollstuhlfahrer.
   Zur weiteren Erhöhung der Protein-Zufuhr sollte man
Eiweiß-Pulver zu sich nehmen. Das machen üblicherweise
auch Sportler für den Muskelaufbau. Man kann z.B. jeden Tag
ein paar Löffel Eiweiß-Pulver in den Frühstücks-Früchte-Quark
oder in Joghurt mischen.
   Ein geschmacksneutrales Eiweiß-Pulver guter Qualität ist
„Dr.Ritter Bio-Eiweiß-Konzentrat 85". Info auf www.dr-ritter.de

Ein wichtiges Nahrungsergänzungsmittel (nicht nur) zum
Erhalt der Muskeln ist **Arginin** (eigentlich heißt es L-Arginin).
Dessen segensreiche Wirkungen kann man gar nicht genug

betonen. Arginin ist eine natürliche Aminosäure und ist in vielen Lebensmitteln enthalten, z.B. in Walnüssen. Über die Nahrung kann man allerdings nicht genügend Arginin aufnehmen. Deshalb sollte man ergänzend Arginin-Kapseln einnehmen. Arginin sorgt hauptsächlich für eine Erweiterung der Blutgefäße. Diese Gefäßerweiterung kann unter anderem zur Senkung eines erhöhten Blutdrucks führen. Somit ist Arginin ein natürlicher Blutdrucksenker ohne Nebenwirkungen. Man sollte allerdings mit seinem Arzt besprechen, ob das im Einzelfall zur Blutdrucksenkung ausreicht. Außerdem kann Arginin der Bildung von Thrombosen in den Blutgefäßen entgegenwirken. Es dient deshalb auch zur Vorbeugung gegen Schlaganfälle. Zudem hilft es, Herzinfarkt zu vermeiden. Arginin sorgt außerdem für eine bessere Nährstoffversorgung der Muskeln, deren Wachstum dadurch unterstützt wird. Daher wird es üblicherweise von Sportlern eingenommen. Und eben von Behinderten, die ihre Muskeln erhalten wollen. Arginin steigert die Durchblutung des Herzens und damit auch die allgemeine körperliche Leistungsfähigkeit. Es soll bei Männern zudem potenzsteigernd wirken. Dieser Effekt scheint jedoch eher bescheiden zu sein. Freilich fördert die gefäßerweiternde Wirkung auch die Durchblutung in der südlichen Körperregion. Nebenwirkungen sind bei normaler Dosierung nicht bekannt.

L-Arginin gibt es in jeder Apotheke. Allerdings ist es dort sehr teuer. Die Firma IronMaxx stellt Arginin für Sportler her. Das ist wesentlich günstiger als ein Apotheken-Produkt. „**Iron-Maxx Arginin Simplex 1200**" (260 Kapseln) kostet bei Amazon knapp 30,- Euro. Wem die Kapseln zu groß sind zum Schlucken, der kann sie öffnen und das Pulver ins Trinken mischen.

Speziell für den Muskelaufbau gibt es von IronMaxx eine interessante Variante: Arginin gemischt mit pulverisierter Maca-Wurzel, Brennesselwurzel, Bockshornkleesamen, Zink und einiges mehr. „**Ironmaxx Teston**" (130 Kapseln) kostet ca. 20,- Euro. Der Name ist irreführend und soll männliche Käufer locken. Teston-Kapseln haben mit Testosteron nichts zu tun und sind natürlich auch für Frauen geeignet. Am besten man kombiniert beide Sorten: z.B. morgens vor dem Frühstück eine Kapsel Teston, mittags eine Kapsel Arginin und abends nochmal Teston. Diese Dosierung kann und sollte man jahrelang beibehalten.

Eine weitere Methode zum Erhalt der Muskeln ist die Gabe des männlichen Sexualhormons **Testosteron**. Für Frauen ist diese Behandlung allerdings kaum geeignet. Zumindest, wenn sie nicht aussehen wollen wie eine gedopte russische Kugelstoßerin. Viele ältere Männer, zumal mit Schlaganfall und/oder psychischer Belastung, haben ohnehin einen sehr niedrigen Testosteron-Spiegel. Sie leiden an Testosteronmangel, meistens ohne es zu wissen. Da tut die Hormonbehandlung nicht nur zum Erhalt der Muskeln gut. Neben dem Muskelaufbau hat diese Behandlung weitere positive Effekte: Die Vitalität und das allgemeine Wohlbefinden werden gesteigert. Die sexuelle Lust kann ansteigen, die Sexualfunktionen können aktiviert werden. Allerdings ist diese Wirkung bei Medizinern umstritten. Auch die geistige und psychische Leistungsfähigkeit kann sich verbessern. Antriebslosigkeit und auch Schlafstörungen werden gemindert. Der Fettstoffwechsel wird angeregt. Testosteron kann Osteoporose und Diabetes entgegenwirken. Studien belegen, dass Männer mit höherem Testosteron-Spiegel eine höhere Lebenserwartung haben.

Üblicherweise wird Testosteron als Gel auf die Haut aufgetragen. Das ist einfach und unkompliziert. Testosteron ist in Deutschland verschreibungspflichtig. Es wird normalerweise nur verordnet, wenn ein Testosteronmangel nachgewiesen ist. Ein guter Arzt wird aber die Nöte eines Rollstuhlfahrers verstehen und das Hormon ohne lange Diskussionen verschreiben. Von der Krankenkasse wird das normalerweise nicht bezahlt. Der Arzt stellt ein Privatrezept aus. Das kann man dann bei einer (Internet-) Apotheke einlösen. Es gibt verschiedene Testosteron-Produkte. Ein gutes Preis-Leistungs-Verhältnis hat die Marke Testim von der Firma Ferring. 90 Tuben mit den Tagesportionen kosten in einer Internet-Apotheke ca. 180,- Euro. Allerdings reicht es meistens aus, wenn man das Testosteron ungefähr drei Mal wöchentlich anwendet. Damit reichen zwei Packungen für über ein Jahr aus. Das kostet dann im Durchschnitt etwa einen Euro pro Tag. Ja, Gesundheit ist teuer. Und viele Schlaganfall-Patienten bereuen bitter, dass sie ihr Geld nicht schon in früheren Jahren dafür ausgegeben haben. Das Gel in den kleinen Tuben wird einfach auf der Haut verteilt und trocknen gelassen. Wichtig ist, dass die empfohlene Dosis nicht überschritten wird. Alternativ kann man sich das Hormon auch vom Arzt ins Blut spritzen lassen.

Wer das Gespräch mit dem Arzt scheut, der kann die Rezeptpflicht umgehen und Testim in England bestellen: www.dokteronline.com. Allerdings ist es da wesentlich teurer. Und es ist dringend davon abzuraten, das Hormon ohne Wissen des Hausarztes zu nehmen.

Eine unerwünschte Nebenwirkung von Testosteron kann sein, dass sich die Spastik in den Muskeln wieder etwas verstärkt. Das ist aber auch ein Zeichen dafür, dass die Behandlung in den Muskeln wirkt. Spastisch Gelähmte sollten deshalb gleichzeitig den Mineralstoff **Magnesium** einnehmen, das sehr gut krampflösend wirkt. Testosteron kann zudem blutverdickend wirken. Über weitere, selten auftretende Nebenwirkungen gibt es umfassende Informationen im Internet. Manche Ärzte sind noch der Meinung, dass die Hormonbehandlung Prostatakrebs auslösen oder verstärken könnte. Dies konnte aber bislang nicht durch Studien belegt werden.

Das inaktive Leben im Rollstuhl bringt in vielen Fällen nicht nur Muskel-, sondern auch **Knochenschwund** mit sich. Durch die fehlende Belastung kommt es zu einem Verlust von Knochenmasse und zu einer Veränderung der Knochenstruktur. Eine hohe Dosierung von **Vitamin D** kann dem entgegenwirken. Hilfreich ist auch eine kalziumreiche Ernährung mit vielen Milchprodukten. Zur Erhöhung der Knochendichte kann man auch Kalzium-Präparate einnehmen. Aber: Kalzium wirkt nur in Verbindung mit verschiedenen Mineralien. Besonders wichtig ist Magnesium. Magnesium wirkt zudem gegen Spastik und vorbeugend gegen Herz-Kreislauf-Erkrankungen (siehe auch Kapitel 3.13). Bei Männern hilft Testosteron, den Knochenabbau zu bremsen. Das ist ein weiterer Grund für die Behandlung mit diesem Hormon.

3.10   Die optimale Ernährung – nicht nur für Behinderte

Übergewicht raubt Lebenszeit! Und: Ob behindert oder nicht – wer mehr Kalorien zu sich nimmt als er verbraucht, der wird fett. Das ist die einfache Wahrheit hinter jeder Diät. Wer sich wenig bewegt, verbraucht auch weniger Kalorien. Rollstuhlfahrer müssen deshalb besonders aufpassen was und wie viel sie essen. Dickleibigkeit vergrößert nicht nur das Risiko für Herz-Kreislauf-Erkrankung wie Herzinfarkt oder Schlaganfall. Schon leicht Übergewichtige sind im Alter wesentlich häufiger von Demenz betroffen.[1] Schwere, bewegungslose Patienten sind zudem eine Zumutung für die Pflegekräfte. Für sie ist es enorm belastend, wenn sie übergewichtige Patienten im Bett hin- und herwälzen oder gar in den Rollstuhl setzen müssen.

Andererseits isoliert das Unterhautfettgewebe den Körper und trägt dazu bei, dass man nicht so schnell auskühlt. Im Rollstuhl kann man sich ja nur eingeschränkt durch Bewegung wärmen. Auch kann das Fettgewebe als Druckpolster wirken und Dekubitus vorbeugen. Auf jeden Fall gesundheitsschädlich sind aber Fettansammlungen im Bauchraum. Es ist halt wie meistens im Leben: Die Extreme sollte man meiden.

Freilich kann man auch verstehen, wenn für Behinderte beim Essen der Genuss an erster Stelle steht, angesichts der Einschränkungen im täglichen Leben und angesichts des zu erwartenden früheren Tods.

Aber Genuss und Gewichtskontrolle müssen sich nicht ausschließen. Im Gegenteil. Möglicherweise muss man sich aber von alten Gewohnheiten verabschieden. Zum Beispiel davon,

---

[1]   Vgl. www.aerzteblatt.de/nachrichten/45677

dass Brot, Nudeln und Zucker zur täglichen Ernährung gehören. Mehr dazu weiter unten im Text.

Wenn ein durchschnittlicher, männlicher Nicht-Behinderter
einen ganzen Tag bewegungslos im Bett verbringt, dann verbraucht er dabei etwa 15-1700 Kalorien (1 Kalorie = 4,18684
Joule). Frauen verbrauchen etwas weniger. Das ist der sogenannte Grundumsatz (basale Stoffwechselrate). Diese Energiemenge benötigt der Körper in 24 Stunden bei völliger Ruhe
zur Aufrechterhaltung seiner Funktionen, wie Atmung, Herz-
schlag, Stoffwechsel und das Halten der Körpertemperatur.
Mit zunehmendem Alter nimmt der Grundumsatz stark ab. Ein
Viertel dieser Energie verbrauchen die Muskeln – auch wenn
sie keine Arbeit leisten. Behinderte haben meist weniger Muskelmasse und haben einen entsprechend geringeren Grundumsatz.

Jede körperliche Aktivität erhöht den Energieumsatz. Die
zusätzlich benötigte Energiemenge wird Leistungsumsatz
genannt. Der tatsächliche Energieumsatz ist die Summe aus
Grund- und Leistungsumsatz. Gesunde, durchschnittlich aktive, Männer mittleren Alters haben einen Energieumsatz, also
einen täglichen Kalorienbedarf, von etwas weniger als 2500
Kalorien. Frauen benötigen etwa 2000 Kalorien. Die vollständige Tabelle findet man auf www.dge.de. Der gesamte Energieumsatz bei mobilisierten Patienten im Sitzen liegt dagegen
nur etwa beim 1,3-fachen des Grundumsatzes. Man kann also
grob schätzen, dass der tägliche Energiebedarf eines männlichen Rollstuhlfahrers mittleren Alters und mit geringer Muskelaktivität bei etwa 1500 Kalorien liegt. Ältere Menschen benötigen noch deutlich weniger. Zusätzlich aufgenommene Kalorien werden nicht verbraucht und führen zu einer Zunahme

des Körperfetts. Vorsicht: Zu wenig Energie, bzw. zu wenige Nährstoffe, führen möglicherweise nicht nur zum Abbau von Fett, sondern auch zum Abbau von Muskelmasse sowie zu einem Nachlassen der geistigen Leistungsfähigkeit. Man sollte also ungefähr so viele Kalorien zu sich nehmen, wie der Körper verbraucht. Es sei denn, man will sein Übergewicht reduzieren.

Die tatsächlichen Werte können im Einzelfall stark variieren. (Querschnitt-) Gelähmte, die ihren Rollstuhl von Hand bewegen, benötigen natürlich entsprechend mehr Energie. Auch Spastik ist Muskelarbeit und kann den Leistungsumsatz erhöhen. Eventuell sollte man seinen individuellen Energiebedarf beim Arzt ermitteln lassen. Auch im Internet findet man Rechner zur Ermittlung des ungefähren, individuellen Werts.

Wie kann man sich genussvoll ernähren und dabei nicht mehr als 1500 Kalorien zu sich nehmen?

Abgesehen vom Kalorienzählen muss man vor allem darauf achten, was man isst. Denn es kommt nicht nur auf die enthaltenen Kalorien an, sondern vor allem auch auf die Zusammensetzung der täglichen Nahrung. Zwei neuere Ernährungsformen zeigen die Richtung an: die **Steinzeiternährung** (Paläo[1] Diät) und insbesondere die Ernährungsform der **Kohlenhydratminimierung** (Low-Carb[2]).

Das Konzept der Steinzeiternährung entstand aus der Erkenntnis, dass sich der menschliche Körper in den Millionen Jahren seiner Entwicklungsgeschichte an die verfügbare Nahrung angepasst hat. Das sind die Nahrungsmittel unserer

---

[1] Paläo (englisch Paleo) = Abkürzung für Paläolithikum = Altsteinzeit
[2] Low = englisch »niedrig«, Carb = Abkürzung für Carbohydrates = engl. »Kohlenhydrate«

steinzeitlichen Jäger-und-Sammler-Vorfahren: Fleisch, Fisch, Meeresfrüchte, Gemüse, Obst und Nüsse. Anhänger der Steinzeiternährung beschränken sich auf diese Nahrungsmittel. Denn der Mensch betreibt erst seit rund 12.000 Jahren Landwirtschaft mit Getreideanbau und Nutztierhaltung. Wenn die 200.000 Jahre Entwicklungsgeschichte des modernen Menschen (Homo sapiens) eine Stunde wäre, dann würden wir erst seit vier Minuten Landwirtschaft betreiben. Im waldreichen Mitteleuropa sogar erst seit zwei Minuten. Evolutionsbiologisch betrachtet, ist das ein sehr kurzer Zeitraum. Angeblich viel zu kurz, um sich genetisch an bestimmte landwirtschaftliche Erzeugnisse zu gewöhnen, argumentieren die Befürworter. Skelett-Untersuchungen beweisen: Jäger und Sammler (Wildbeuter) waren besser ernährt als die späteren Bauern. Getreideanbau führte offensichtlich zu einseitiger Mangelernährung.[1] Getreide- und Milchprodukte werden demnach nicht so gut vertragen. Und tatsächlich sind Menschen, die sich gemäß der Paläo-Diät ernähren im Durchschnitt gesünder, schlanker und leistungsfähiger. Kein Wunder, dass die Paläo-Diät immer mehr Anhänger findet und es inzwischen unzählige Paläo-Kochbücher gibt. Sogar Paläo-Restaurants haben schon eröffnet. So wie es aussieht, ist die Paläo-Diät wesentlich gesünder als eine rein vegane Ernährung, die ja der alternative Ernährungstrend ist. Mehr zur veganen Ernährung am Ende dieses Kapitels. Andererseits kann man sich nur darüber wundern, wie sklavisch manche Leute die Vorgaben solcher Ernährungsregeln befolgen. Sie werden geradezu zu Ernährungsextremisten, bei denen der Glaube eine größere Rolle spielt, als Fakten.

---

[1] Vgl. www.medicalnewstoday.com/articles/288105.php

Info über die Paläo-Diät: www.wikipedia.org (Suchwort: Steinzeiternährung) und auf www.urgeschmack.de. Rezepte findet man auf www.chefkoch.de (Suchwort: paleo).

Interessant ist auch die ZDF-Sendung »Steinzeit-Dinner: Essen wie die Vorfahren«. (Abrufbar in der ZDF-Mediathek). Dieser Film dürfte der Steinzeit-Ernährung ettliche neue Anhänger gebracht haben.

Ein anderer interessanter Ernährungstrend unserer Zeit ist die Kohlenhydratminimierung. Sie wird auch als Low-Carb-Ernährung bezeichnet (von Englisch carb, Abkürzung für carbohydrates = Kohlenhydrate). Sie entstand aus der Erkenntnis, dass es gerade kohlenhydratreiche Nahrungsmittel sind, die dick machen und den Körper belasten, wenn sie in zu großer Menge gegessen werden.

Kohlenhydrate gehören neben Eiweiß (Protein) und Fett zu

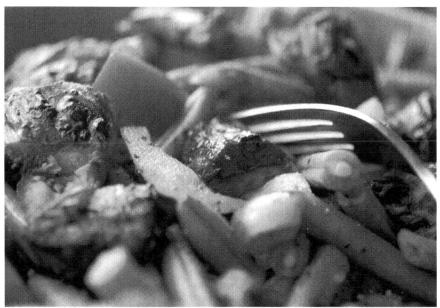

Abb. 26: Viel Genuss, wenig Kohlenhydrate

den sogenannten Makro-Nährstoffen. Man kann Kohlenhydrate als eine Art Muskeltreibstoff bezeichnen. Sie bestehen
aus Zuckermolekülen, die über das Blut in sämtliche Körper-
Zellen gelangen. Vom Körper aufgenommene Kohlenhydrate
werden entweder in Energie (also in Kraft) oder aber in Körperfett verwandelt. Vereinfacht gesagt: Kohlenhydrate werden
im Körper in die Zuckerart Glucose umgewandelt. Glucose im
Blut erhöht den Insulinspiegel und Insulin macht dick. Kohlenhydrate im Blut stoppen die Fettverbrennung. Das ist auch ein
Risikofaktor für Zivilisationskrankheiten wie Bluthochdruck.

Bei der Low-Carb-Ernährung wird also der Anteil der Koh-
lenhydrate an der täglichen Nahrung drastisch reduziert. Der
Körper stellt den Stoffwechsel dann auf Fettverwertung um.
Man soll demnach weitgehend auf Getreideprodukte verzichten: Brot, Nudeln, Reis, Mais, Müsli, usw. Vor allem das Konsumgift Zucker soll vollständig vermieden werden.[1] Aber auch
Kartoffeln und Bananen enthalten viel Stärke. Obst enthält viel
Zucker. Die täglichen Mahlzeiten bestehen also hauptsächlich
aus Gemüse, laktosearmen Milchprodukten (z.B. Hartkäse),
Salat, Fisch und Fleisch. Fette und Proteine ersetzen dabei
die wegfallenden Kohlenhydrate. Wichtig ist aber, dass man
sich stets richtig satt isst. Sonst drohen die bekannten Heiß-
hunger-Attacken. Gesüßt wird mit Süßstoffen wie Aspartam
und der Stevia-Pflanze. Anstelle von Süßigkeiten kann man
die nahrhaften Nüsse knabbern. Kleine Mengen Bitterschoko-
lade sind aber wohl kein Problem.

Wenn körpereigene Fette abgebaut werden, entstehen in
der Leber die sogenannten Ketone. Diese führen zu einem
typischen Mundgeruch. Der entsteht bei jeder Art von Diät, bei
der Fett im Körper abgebaut wird.

---

[1] Vgl. WDR-TV-Sendung »Macht Zucker krank?« vom 08.12.15

Das Vermeiden von Teigwaren und Zucker ist eine langfristige Ernährungsform, die man nach heutigem Wissen sein Leben lang beibehalten kann. Wenn man sein Idealgewicht erreicht hat, kann man gerade so viele Kohlenhydrate essen, dass man weder zu- noch abnimmt (Erhaltungsdiät). Als eher kurzfristige Diät-Kur ist die Kohlenhydratminimierung seit vielen Jahren bekannt unter dem Begriff »Atkins-Diät«.

Info: www.wikipedia.org (Suchwort: Low-Carb) und www.lowcarbdiaet.net

Interessant ist die gemeinsame Erkenntnis bei beiden Ernährungsformen, dass Getreideprodukte dem Körper offensichtlich nicht richtig guttun. Anders als bei der Steinzeiternährung sind bei der Low-Carb-Ernährung aber Milchprodukte Bestandteil des Ernährungsplans. Das ist der praktische Unterschied zwischen den beiden Ernährungsformen.

Zu Milchprodukten lässt sich folgendes sagen: Milch enthält das Kohlenhydrat Milchzucker (Laktose). Aber nur etwa 5 %.[1] Die muss man im Rahmen einer Low-Carb-Ernährung wirklich nicht einsparen (wenn man nicht literweise Milch trinkt). Zum Erhalt von Muskeln und Knochen sollten Rollstuhlfahrer auf Protein und Calcium aus Milchprodukten nicht verzichten. Es sei denn, man verträgt Laktose nicht, wie das bei einem Großteil der außereuropäischen Weltbevölkerung der Fall ist. Es gibt allerdings Hinweise darauf, dass MS-Patienten auf Milch verzichten sollten.[2] Ein Milchprodukt mit wenig Milchzucker ist Käse. Ein länger gereifter Hartkäse enthält praktisch keine Laktose mehr. Käse kann und sollte also Bestandteil des Ernährungsplans eines Rollstuhlfahrers sein.

---

[1] Vgl. www.nahrungsmittel-intoleranz.com
[2] Vgl. www.emaxhealth.com/1275/multiple-sclerosis-cows-milk-and-dairy

Fazit: Das Reduzieren des Kohlenhydrat-Anteils an der Nahrung scheint für Behinderte der richtige Weg zur Gewichtskontrolle zu sein. Fleisch, Gemüse, Salat, Obst, Käse, Quark usw. sind eine wohlschmeckende Alternative zu Brot, Nudeln und Kartoffeln. Schon nach kurzer Umgewöhnungszeit vermisst man diese Beilagen kaum noch. Auch Zucker und Alkohol sind weitgehend zu vermeiden. Besonders Wein und Bier haben einen hohen Kohlenhydratgehalt. Über viele Jahre hatte man fälschlicherweise das Fett als hauptsächlichen Dickmacher verteufelt. Bis heute wird in veralteten Ernährungsratgebern empfohlen, das Fett zu reduzieren – und nicht die Getreideprodukte und Zucker. Dies wird von der Zucker-Industrie kraftvoll gefördert. Natürlich hat Fett viele Kalorien und sollte entsprechend maßvoll genossen werden, gemäß dem persönlichen Energiebedarf. Kohlenhydrate sind auch am Stoffwechsel von Proteinen und Fetten beteiligt. Wenn sie fehlen, werden Proteine und Fette nur unvollständig vom Körper verwertet. Folglich machen die vielen Kalorien in Fett weniger dick, wenn man keine Kohlenhydrate isst. Man muss sich jedoch hüten vor Mangelernährung, Unterzuckerung und Vitaminmangel. Deshalb noch einmal der Hinweis: Extreme meiden und vor allem genügend Gemüse essen!

Ein weiteres Thema: **Arterienverkalkung** (Arteriosklerose) wird begünstigt durch das sogenannte LDL-Cholesterin. Der Cholesterin-Gehalt im Blut kann angeblich drastisch gesenkt werden, wenn man auf Mehl und Zucker verzichtet. Dieser Effekt wird verstärkt, wenn man Omega-3-Kapseln (Fischöl) zu sich nimmt. Auf cholesterinsenkende Tabletten kann man dann in vielen Fällen verzichten. Cholesterinsenker (Statine) gehören zu den am häufigsten verordneten Medikamenten.

Sie stehen unter anderem im Verdacht, die Gedächtnisleistung zu schädigen. Dagegen hat die kohlenhydratarme Ernährungsweise insgesamt einen sehr positiven Einfluss auf die **Gedächtnisfunktionen**.

Weiterer Effekt: Der Verzicht auf Mehl und Zucker hat einen positiven Einfluss auf die **Darm- und Mundflora** sowie auf die **Zahngesundheit**. Außerdem ist der Verzicht auf Mehl und Zucker eine wichtige Maßnahme zur Vorbeugung und Behandlung von **Krebs**.[1]

Die kohlenhydratarme Ernährungsweise scheint also bei vielen Menschen positive Auswirkungen auf Gesundheit und Wohlbefinden zu haben. Vor allem das Risiko für Herz-Kreislauf-Erkrankungen kann dadurch angeblich sinken.[2] Je dicker man ist, je mehr man abnehmen möchte, umso konsequenter sollte man Teigwaren und Zucker vermeiden. Wichtig ist, dass man dabei genügend Obst und vor allem Gemüse isst. Sonst besteht die Gefahr von Unterzuckerungen. Auch sollte man sich stets richtig sattessen. Wer an bestimmten Krankheiten leidet, der sollte sich vor Beginn der Diät mit seinem Arzt besprechen.

Für den Aufbau und Erhalt von Muskeln benötigt der Körper viel Eiweiß (Protein). Allenfalls schlanke Sportler und körperlich schwer Arbeitende können mit ihren Höchstleistungen eine gewisse Menge Kohlenhydrate bzw. Zucker (Glucose), als Muskeltreibstoff direkt verbrennen. Deshalb essen Marathonläufer gerne die kohlenhydratreichen Bananen. Die früher schwer arbeitenden Bauern verdienten sich deshalb das sprichwörtliche Bauernfrühstück. Das Problem: Wir sind längst

---

[1] Vgl. »Das Anti-Krebs-Kochbuch« von Johannes Coy
[2] Vgl. www.strunz.com/de/abnehmen/die-neue-diaet.html

keine Bauern mehr. Aber wir ernähren uns, als ob wir täglich zehn Stunden Feldarbeit leisten müssten. Wir stopfen Unmengen von Kohlenhydraten in uns hinein. Ernährungsgewohnheiten werden meistens in der Kindheit durch die Eltern geprägt. Es ist nicht immer einfach, sich davon zu befreien. Voraussetzungen sind Wissen, Problembewusstsein und Disziplin.

Das Ernährungsverhalten wird auch beeinflusst durch die soziale Stellung. Angeblich essen Menschen ohne Schulabschluss wesentlich weniger Gemüse als Menschen mit Abitur.[1] Dafür viel mehr Fleisch. Und zwar hauptsächlich Billigfleisch vom Discounter. Außerdem greifen Angehörige der sozialen Unterschicht offenbar besonders gerne zu Fast Food, industriell verarbeiteten Fertigprodukten und Süßigkeiten. Das hat wohl nicht nur mit dem geringeren Einkommen zu tun. Ein Bewusstsein für den Wert naturbelassener, regional erzeugter Lebensmittel hat sich bei diesen Menschen nur selten richtig entwickelt. Folglich trifft man den typischen RTL-Zuschauer eher bei Aldi an als auf dem örtlichen Wochenmarkt. Diese Menschen tun sich wahrscheinlich besonders schwer, wenn eine Krankheit, bzw. Behinderung eine Ernährungsumstellung erfordert.

Wer sich über einige Zeit kohlenhydratarm ernährt hat, der kann sich freilich gelegentliche Ausnahmen gönnen. Wenn man sich ganz bewusst einen Frühstücks-Semmel (Vollkorn) oder einen zuckerarmen Sonntags-Kuchen gönnt, ist das wohl kein Problem. So ist es auch mit einem gelegentlichen Glas Wein oder Bier. Man muss nur aufpassen, dass man nicht schleichend mehr und mehr »Ausnahmen« macht. Im Durchschnitt sollte sich der Anteil der Kohlenhydrate in der Nahrung

---

[1] Vgl. www.ugb.de/ernaehrungsplan-praevention/gesund-essen-eine-frage-geldes

drastisch senken. Wer sich eine Zeitlang ohne Teigwaren und Zucker ernährt, verspürt danach keinerlei Gelüste mehr.

Das Gehirn benötigt Glucose als Treibstoff. Es benötigt hierfür jedoch keine Kohlenhydrate. Und schon gar nicht Mehl oder Zucker. Denn der für das Gehirn nötige Zucker wird in der Leber aus Eiweiß hergestellt (Glukoneogenese). Eine tägliche Portion frisches oder tiefgefrorenes Obst liefert auf jeden Fall mehr als genug Zucker als Hirnnahrung. Gemischt mit ungezuckertem Quark ist Obst das perfekte Frühstück für Rollstuhlfahrer. Aber natürlich ohne Haferflocken und ähnliche Getreideprodukte. Ein Frühstück ohne Brot, Müsli und Zucker ist reine Gewöhnungssache. Man kann zum Kaffee auch Eier, ein Stück Käse und eine Tomate und/oder etwas Obst essen. Das schmeckt gut und macht satt.

Dass man die wegfallenden Kohlenhydrate durch viel Eiweiß ersetzen soll, heißt aber nicht, dass man täglich Fleisch essen sollte. Jedes Extrem ist schlecht. Wichtige Eiweißquellen sind auch Fisch, Käse, Tofu und Hülsenfrüchte, wie die wohlschmeckende Kichererbse. Die gibt es küchenfertig getrocknet oder in der Dose. Man sollte auf industriell verarbeitete Lebensmittel generell verzichten. Bei Fleisch sollte man Geflügel bevorzugen. Aber natürlich kein belastetes Billig-Fleisch aus industrieller Massentierhaltung. In jeder Hinsicht besser als Fleisch vom Discounter ist Bio-Fleisch aus regionaler Erzeugung. Auch, wenn es etwas teurer ist. Auch Wild ist sehr gut. Beim Fisch liefert z.B. Hering viele wertvolle Omega-3-Fettsäuren. Als Beilage zu Fleisch oder Fisch eignen sich sehr gut die vielfältigen, fertig gewürzten Gemüsepfannen von Frosta. Die enthalten phantastisch viele Zutaten. Erhältlich tiefgekühlt in den meisten Supermärkten oder direkt bei Frosta: www.frostashop.de. Das schmeckt gut und erspart mühsames Gemüse-Schnippeln. Wenn man z.B. eine Dose Kichererbsen in eine Gemüsepfanne mischt, erhält man ohne Aufwand eine vollwertige, wohlschmeckende Mahlzeit. Wer braucht da noch Nudeln!? Obwohl: Inzwischen gibt es auch Low-Carb-Nudeln aus Kichererbsenmehl. Die schmecken erstaunlich gut. Lieferung direkt vom Hersteller: www.my-nudel.de

Ein wenig Kreativität sorgt für ganz neue Geschmackserlebnisse. Wenn man ein neues Ernährungsbewusstsein entwickelt, dann wird das möglicherweise mit mehr Lebenszeit belohnt. Und mit Genuss pur!

Zur weiteren Erhöhung der Protein-Zufuhr, bei gleichzeitiger Kohlenhydratminimierung, sollten Rollstuhlfahrer **Eiweiß-Pulver** zu sich nehmen. Dies dient auch dem Muskelaufbau wie in Kapitel 3.9 beschrieben. Außerdem soll es vorbeugend gegen Dekubitus helfen. Man kann z.B. jeden Tag ein paar Löffel Eiweiß-Pulver in den Frühstücks-Früchte-Quark oder in Joghurt mischen. Ein geschmacksneutrales Eiweiß-Pulver guter Qualität ist »Dr.Ritter Bio-Eiweiß-Konzentrat 85«. Info auf www.dr-ritter.de

Ergänzend sollte (oder muss) man sich umfassend mit **Vitaminen** und **Mineralien** versorgen. Besonders wichtig: Vitamine C, **D**, E, B. Sowie die Aminosäure Arginin und das Mineral Magnesium. Auch Kalium und Folsäure sind wichtig. Man sollte sich nicht von schlecht informierten Ärzten beirren lassen, die meinen, mit einer ausgewogenen Ernährung, mit viel Obst und Gemüse sei der Körper ausreichend versorgt. Etliche Ärzte bilden sich kaum fort und lesen keine Fachzeitschriften. Und die Pharma-Industrie publiziert vorrangig die Themen, mit denen sich Geld verdienen lässt. Allerdings ist es natürlich richtig, dass man mit Nahrungsergänzungsmitteln keine einseitige Mangelernährung ausgleichen kann. Die wichtigsten Vitalstoffe sind in Kapitel 3.13 übersichtlich aufgelistet.

Das vorhergehend Gesagte lässt sich mit vier Worten zusammenfassen: **Mehl und Zucker vermeiden!** In Kombination mit möglichst viel Bewegung und der Einnahme von ergänzenden Vitalstoffen ist das möglicherweise die wichtigste lebensverlängernde Maßnahme für Behinderte und Nicht-Behinderte. Aber es ist auch so, dass jedes Extrem schlecht ist. Jeder muss seinen ganz persönlichen Mittelweg finden.

Ergänzende und vertiefende Informationen zur Low-Carb-Ernährung findet man in den Büchern von Dr. Ulrich Strunz. Vor allem in »Das Geheimnis der Gesundheit« und »Warum macht die Nudel dumm?«. Siehe auch: www.strunz.com

Die zuvor beschriebene und empfohlene Low-Carb-Ernährung unterscheidet sich stark von der Ernährungsform des **Veganismus**. Heute ist es schick und trendy, sich vegan zu ernähren. Veganer essen und verwenden keine Produkte tierischer Herkunft. Dafür werden unterschiedliche Gründe und Motive angeführt. Auf der anderen Seite essen die meisten Veganer industriell verarbeitete Lebensmittel, die auch Mehl und Zucker enthalten. Sie essen häufig Fleisch imitierende Soja-Produkte, die chemische Aromastoffe enthalten und für deren Anbau Regenwald vernichtet wurde. Außerdem lieben viele Veganer die sehr schwer verdauliche Rohkost. Und bei alldem haben die Veganer das Gefühl, sie würden sich gesund und bewusst ernähren. Dieser Wohlfühleffekt hat wohl mehr mit Glauben als mit Wissen zu tun. Veganer bleiben auf Dauer nur gesund, wenn sie künstliche Nahrungsergänzungsmittel zu sich nehmen. Bedingt durch Vitamin-B12-Mangel sollen radikale Veganer sogar behinderte Kinder geboren haben. Vor allem Kinder und Jugendliche in der Wachstumsphase sollte man nicht derart mangelernähren. Vegan ernährte Kinder liegen hinsichtlich Gewicht und Körpergröße häufig unter der Norm. »Kinder vegan zu ernähren, ist absolut tabu.«[1]

Wegen der geringeren Knochendichte haben Veganer häufiger Knochenbrüche als Allesesser.[2] Manche Veganer sind richtige Glaubenskrieger. Da geht es weniger um Vernunft.

Ja, es stimmt: Die industrielle Massentierhaltung ist ein furchtbarer Missstand. Weltweit verschlingt die Nutztierhaltung enorme Ressourcen, belastet die Umwelt und das Klima. Aber ist ein radikaler Verzicht auf tierische Produkte die angemessene Reaktion? Auf jeden Fall sollte man Billig-Produkte vom Discounter vermeiden. Wer dagegen Milchprodukte, Eier und Fleisch aus regionaler Bio-Erzeugung kauft, der leistet einen aktiven Beitrag zum Tierschutz – und tut etwas für seine Gesundheit. Man muss ja nicht gleich mehrmals pro Woche Fleisch essen.

Mit Vernunft und Augenmaß kann eine vielseitige Ernährung beitragen zu einem langen, beschwerdefreien Leben.

---

[1] Prof. Dr. Helmut Heseker in Brigitte 5/2016
[2] Vgl. www.osteoporose.org

3.11   Was tun bei Verdauungsproblemen?

Manchen Behinderten raubt ein Alltagsproblem die Lebens-
qualität: die komplette oder teilweise Lähmung der Muskeln im
Bereich des Darms (Muskeltätigkeit im Darm = Peristaltik).
Das betrifft vor allem auch Querschnittgelähmte.[1] Gesunde
Menschen können den Zeitpunkt der Stuhlentleerung mit der
Beckenbodenmuskulatur sowie mit dem inneren und äußeren
analen Schließmuskel selbst bestimmen. Wenn das nicht
mehr richtig funktioniert, wird das zum Problem. Manche
Querschnittgelähmte spüren nicht einmal mehr den Druck,
wenn sie aufs Klo müssen. Bei starken Spastiken kann die
Muskelspannung derart hoch sein, dass eine Darmentleerung
kaum möglich ist, weil die Schließmuskeln nicht locker lassen
und dicht schließen. Die Folge ist häufig eine **Verstopfung**.
Bei schlaffen Lähmungen, ohne Kontrolle über den Schließmuskel, kann der Stuhl dagegen unkontrolliert abgehen (**Stuhlinkontinenz**). Meistens ist auch die Blase von diesen Störungen betroffen. Die Probleme sind entsprechend.

Je nachdem, ob Verstopfung oder Stuhlinkontinenz vorliegt,
muss man natürlich eine angepasste Lösung finden. In
schweren Fällen ist ein professionelles Darmmanagement
erforderlich.

Folgende Maßnahmen können Bestandteil dieser Problem-
lösung sein, vor allem bei Verstopfung:

Wenn starke **Spastik** den Schließmuskel verkrampft, dann
geht auf dem Klo in vielen Fällen gar nichts. Da helfen auch
keine Abführmittel. Man muss zunächst für Entspannung sorgen, damit man locker lassen kann. Die möglichen Maßnah-

---

[1]   Vgl. www.der-querschnitt.de/para-tetraplegie-2/darm

men gegen übermäßige Spastik sind in Kapitel 3.8 zusammengefasst.

Morgens nach dem Aufwachen ist die Spastik häufig am stärksten ausgeprägt. Deshalb ist für viele spastisch Gelähmte der frühe Morgen nicht die beste Zeit für den geplanten Stuhlgang. Möglicherweise geht es abends nach dem Essen besser, eventuell, nachdem man sich mit etwas Alkohol entspannt hat.

Andererseits ist der Darm morgens besonders aktiv. Diese unwillkürlichen Bewegungen im Darm (Kolonmotilität) werden durch **Essen und Trinken** verstärkt (gastrokolischer Reflex). Deshalb müssen viele Menschen nach dem Frühstück aufs Klo. Dieser Reflex ist auch bei den meisten Behinderten noch vorhanden. Man kann den gastrokolischen Reflex aus-

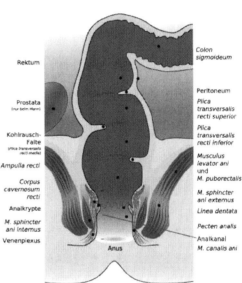

Abb. 27: Der Mastdarm (Rektum)

lösen, wenn man eine halbe Stunde vor dem Stuhlgang etwas isst. Das kann auch eine Tasse Kaffee sein. Denn koffeinhaltiger Kaffee regt die Darmtätigkeit gut an. Und nach dem Frühstück ist man eventuell so weit mobilisiert, dass die Spastik etwas nachgelassen hat. Wenn das so ist, ist das der beste Zeitpunkt fürs Abführen. Wenn man dagegen abends abführt, kann der Darm sehr träge sein. Der Stuhlgang lässt sich dann zwar auslösen, aber die fehlende Darmtätigkeit verhindert manchmal eine restlose Entleerung.

Einen enormen Einfluss auf die Muskelspannung hat auch die **Psyche**. Man sollte sich vollkommen entspannen, bevor man aufs Klo geht. Eventuell mit Musik und/oder Meditation. Wenn man sich selber unter Druck setzt, weil man meint, dass es jetzt unbedingt gehen muss, dann klappt es garantiert nicht.

Der wichtige Vitalstoff **Magnesium** sorgt nicht nur für entspannte Muskeln. Je nach Empfindlichkeit und Dosierung kann Magnesium zu weichem Stuhl führen. Dieser Effekt kann den Stuhlgang erleichtern, wenn Verstopfung das Problem ist. Dazu kann man am Vorabend des geplanten Stuhlgangs eine »Überdosis« Magnesium einnehmen. Das ist vollkommen frei von Nebenwirkungen.

Auch bei Gesunden hat die **Ernährung** Einfluss auf die Beschaffenheit des Stuhls. Eine stärke- und zuckerreiche Ernährung kann Verstopfung fördern. Man sollte also auf Teigwaren weitgehend verzichten, zu Gunsten von viel Obst und Gemüse. Damit hilft auch der Verdauung, was dem ganzen Körper guttut: eine **Ernährung ohne Mehl und Zucker.** Siehe vorhergehendes Kapitel 3.10. Allerdings kann viel Eiweiß die Verstopfung fördern. In dem Fall sollte man den Gemüseanteil erhöhen. Vor allem Rohkost kann die Verdauung fördern. Wenn man viel trinkt, kann das die Darmentleerung zusätzlich erleichtern. Fehlende Flüssigkeit ist übrigens auch ein Auslöser für Kopfschmerzen und Konzentrationsprobleme.

Bewegung und Körperhaltung: Training am Motomed ist eine Möglichkeit, die Darmtätigkeit anzuregen. Jede Art von **Bewegung** tut gut. Auch das Stehen im Stehgerät kann den Stuhl-

gang fördern. Sitzt man über der Toilette, kann Vor- und
Zurückbewegen des Oberkörpers hilfreich sein. Auch eine
Bauch-Massage fördert die Darmbewegungen. Beim Stuhlgang sollte man sich eher nach vorn beugen. Denn eigentlich
hat sich der Mensch so entwickelt, dass er in der Hocke Stuhlgang hat. So haben das unsere steinzeitlichen Vorfahren
gemacht. Das aufrechte Sitzen auf der Toilette ist eine unna-
türliche Körperhaltung, die den Stuhlgang erschweren kann,
weil der Mastdarm (Rektum) dabei gebogen ist. Das wirkt sich
vor allem aus, wenn man keine Kraft zum Drücken hat. Dieser
Effekt kann aber auch nützlich sein: Es kann helfen, sich flach
hinzulegen, wenn man den **Stuhlgang verzögern** will – zum
Beispiel wenn gerade niemand da ist, der beim Transfer auf
die Toilette hilft. Dabei kann eine elektrisch verstellbare Roll-
stuhl-Rückenlehne hilfreich sein.

Bei Verstopfung ist meistens der Stuhl ziemlich hart. Das verschärft das Problem zusätzlich. Viele Menschen mit spastischer Lähmung nehmen deshalb regelmäßig **Macrogol** ein.
Die Kliniken verabreichen das standardmäßig. Macrogol sorgt
für einen weichen Stuhl. Es kann ohne Bedenken über Jahre
eingenommen werden. Das Pulver ist in Portionsbeutelchen
verpackt und wird mit Wasser angerührt. Die Dosierung hängt
vom Bedarf ab. Manche nehmen es täglich. Andere nur zwei
bis drei Mal pro Woche. Wenn man zu viel davon einnimmt,
kann es passieren, dass es plötzlich ganz dringend wird.
Wenn man nicht selbständig aufs Klo kann, kann das unan-
genehme Folgen haben.

  Produktempfehlung: Macrogol-Pulver zum Anrühren und
Trinken. Es gibt verschiedene Hersteller und enorme Preisunterschiede. Besonders preisgünstig ist MACROGOL rati-

opharm Balance. 100 Beutelchen kosten in der Internet-Apotheke ca. 34,- Euro.

Völlige Entspannung und ein weicher Stuhl sind wichtige Voraussetzungen für eine erfolgreiche Sitzung. Ein Problem bleibt aber noch: Es fehlt oft die Kraft zum Drücken. Ein lockerer Schließmuskel allein reicht da meistens nicht aus. Zum Auslösen des Stuhlgangs sind ein oder zwei **Lecicarbon**-Zäpfchen sehr gut geeignet. Sie enthalten keine chemischen Inhaltsstoffe und können problemlos über viele Jahre hinweg verwendet werden. Lecicarbon-Zäpfchen geben im Enddarm Bläschen aus Kohlendioxid ab. Diese dehnen behutsam die Darmwand. Dies löst nach einigen Minuten einen Entleerungs-Reflex aus. Es gibt keine Nebenwirkungen und keinen Gewöhnungs-Effekt.

100 Lecicarbon-Zäpfchen kosten in der Internet-Apotheke etwa 33,- Euro.

Wenn die milden Lecicarbon-Zäpfchen einmal nicht ausreichen, kann man mit einem etwas stärkeren Mittel nachhelfen: **Microlax**. Das sind kleine Tuben, die ein Gel enthalten, das in den Darm gespritzt wird. Die Wirkstoffe setzen das im Stuhl gebundene Wasser frei und weichen den Stuhl auf. Normalerweise kommt es innerhalb weniger Minuten zur gewünschten Entleerung. Auch bei Microlax gibt es keine Nebenwirkungen und keinen Gewöhnungs-Effekt. Die Tuben sind allerdings teurer als die Zäpfchen.

Ganz anders ist die Situation bei Stuhlinkontinenz. Hier wird in der Regel eine tägliche, geplante Darmentleerung angestrebt. Eine gute Methode, um das zu erreichen, ist die **anale Irriga-**

tion. Bei der Irrigation wird mit einem Gerät Wasser in den Darm gepumpt, während man auf der Toilette sitzt. Das kann ohne fremde Hilfe gelingen, wenn man voll bewegliche Arme hat. Durch das Wasser im Darm entsteht ein Dehnungsreiz, der den Stuhlgang auslöst. Diese Sonderform des Einlaufs ist mit einer rektalen Darmspülung vergleichbar. Nach der Irrigation hat man dann für einen Tag Ruhe und man muss normalerweise nicht damit rechnen, dass sich die Inkontinenz unangenehm bemerkbar macht.

Die Irrigation kann aber auch bei Verstopfung angewendet werden. Info auf www.coloplast.de

Zur Sicherheit kann man zwischen den Irrigationen einen **Analtampon** einführen. Der sorgt für einen sicheren Verschluss und damit für einen entspannten Tagesablauf.

3.12 Sex mit Behinderung

Selbstverständlich haben auch Behinderte ein Recht auf eine selbstbestimmte Sexualität. Das ist kein Schmuddel-Thema. Die Frage ist nur, ob und wie ein behinderter Mensch seine Sexualität ausleben kann.

Mit der menschlichen Sexualität sind komplexe organische und psychische Vorgänge verbunden. Das Thema lässt sich nicht auf die organischen »technischen« Funktionen reduzieren – erst recht nicht bei Frauen. Bei der weiblichen Sexualität spielen psychische und soziale Aspekte, und auch das Alter, eine noch größere Rolle als bei Männern. Das kann man nicht so ohne weiteres beeinflussen. Beim Mann steht zunächst die Frage nach den körperlichen Funktionen im Vordergrund. Es geht vor allem um die Themen Erektion und Orgasmusfähigkeit.

Eine Behinderung bringt in vielen Fällen den kompletten oder teilweisen Verlust der sexuellen Aktivität mit sich. Das kann körperliche und/oder psychische Ursachen haben. Querschnittgelähmte haben teilweise kein Gefühl mehr in der unteren Körperhälfte. Dennoch können manche von ihnen einen Orgasmus erleben. Männliche Gelähmte haben zum Teil Probleme, eine ausreichende Erektion zu bekommen. Oder, das kann beide Geschlechter betreffen, sie kommen nur noch schwer zum Orgasmus. Spastik kann das Problem verstärken. Oder sie haben einfach keine Lust mehr auf Sex. Oder die Partnerin/der Partner hat keine Lust mehr. Viele Behinderte haben eben nicht mehr die erotische Anziehungskraft vergangener Zeiten. Ohnehin ist die Behinderung für viele Partnerschaften eine enorme psychische Belastung. Da denkt oft keiner mehr an Sex. Vor allem nicht im fortgeschrittenen Alter. Vielen Behinderten fehlt schlicht eine funktionierende Hand, um sich selbst zu stimulieren.

Das Thema Sex mit Behinderung wurde über lange Zeit von der Öffentlichkeit ignoriert. Auch Behinderteneinrichtungen haben das Thema lange totgeschwiegen, oder tun das noch heute. Gerade so, als ob sich Behinderte für ihren völlig normalen Sexualtrieb schämen müssten. Freilich geht es hier um höchst private Dinge, die keinen etwas angehen.

Wenn man gelähmt im Krankenhaus oder in der Reha liegt, hat man praktisch keine Intimsphäre mehr. Alle Körpervorgänge geschehen mehr oder weniger öffentlich. Sexualität kann dabei natürlich gar keine Rolle spielen. Was sollen die Pfleger(innen) auch anderes machen? Sie können sich lediglich darum kümmern, dass der Urin problemlos abläuft und alles sauber bleibt. Erst seit wenigen Jahren gibt es speziell ausgebildete Sexualbegleiter, die auf sexuelle Bedürfnisse eingehen. Während des Aufenthalts in der Reha ist das freilich noch kaum ein Thema. Allenfalls Menschen mit geistigen Einschränkungen zeigen bei den intimen Berührungen während der Pflege ohne Hemmungen ihre »Gefühle«.

Längerfristig stellt sich dann heraus, wie stark auch die Sexualfunktion von der körperlichen Behinderung betroffen ist. Jeder Behinderte muss natürlich auch bei diesem Thema das Beste aus der Situation machen. Was bleibt ihm auch anderes übrig?

Heute wird das Thema in Fachkreisen und in der Öffentlichkeit viel diskutiert. Je nach Art der Beeinträchtigung können die folgenden Informationen hilfreich oder interessant sein:

Wer sich als Behinderter einen einfühlsamen und verständnisvollen Sexualpartner wünscht, der kann eine **Sexualbegleitung** kontaktieren. Sie wird auch Sexual-Assistenz genannt. Das sind Menschen, die sich auf diese besondere Art der Betreuung von Behinderten spezialisiert haben und ihnen zu einer befriedigenden Sexualität verhelfen können. Manchmal sind das ehemalige Prostituierte. Allerdings ist es Sexualbegleitern wichtig, sich vom Prostitutions-Milieu abzugrenzen. Manche Sexualbegleiter bieten nur Kuscheln und Nähe an. Andere verhelfen einem auch zum Orgasmus. Das muss man eventuell zuvor absprechen. Jüngere Behinderte können mit Sexualbegleitern ihre ersten sexuellen Erfahrungen sammeln. Freilich ist das ein teurer Spaß.

Umfassende Informationen zu diesem Thema findet man auf der Website des „Instituts zur Selbst-Bestimmung Behinderter": www.isbbtrebel.de

Dieses Institut (ISBB) bildet Sexualbegleiter aus und bietet Erotik-Workshops für Behinderte an. Auf der Website findet man auch eine Liste mit Sexualbegleitern in verschiedenen Regionen.

Eine bundesweit reisende Sexualbegleitung findet man auf dieser Website: www.trotz-allem-lust.de

Inzwischen gibt es auch immer mehr barrierefreie Bordelle, bei denen auch Behinderte willkommen sind. Zum Beispiel: www.liberty-berlin.de

Für viele Behinderte ist das Internet das Fenster zur Welt. Ein Fenster auch in die Welt der Sexualität. Inspiration für einsame oder zweisame Stunden findet man beispielsweise auf der Website www.youporn.com. Da kann man sich kostenlos viele Tausend Pornofilme ansehen (streamen) und/oder auf den Computer herunterladen. Ob man so etwas mag oder nicht, kann jeder für sich selbst entscheiden. Youporn gehört zu den weltweit am meisten besuchten Websites. Von üblen Schmuddel-Pornos bis zu hochwertigen Erotikfilmen findet man auf Youporn alles, was Freude macht. Das Angebot ist (angeblich) legal. Das heißt, man verletzt damit keine Urheberrechte, was freilich nicht unumstritten ist. Die Website finanziert sich durch eingeblendete Werbung. Wenn man kein Werbe-Fenster anklickt, holt man sich dabei auch keinen Virus auf den Rechner. Dennoch sollte man nie ohne Anti-Viren-Software im Internet surfen.

Es gibt (weibliche) Betreuer, die anzweifeln, dass es sinnvoll ist, auch geistig Behinderten den Zugang zu Pornos zu verschaffen. Welche Anmaßung! Natürlich ist das sinnvoll: Es macht Spaß, kostet nichts und öffnet ein Ventil für psychischen und körperlichen Druck. Das Problem für die Betreuer ist, das manche geistig Behinderte bei sexuellen Handlungen keine Tabus und keine Scham kennen. Das ist aber nur für die Betreuer peinlich.

Wenn es um die Steigerung der sexuellen Lust geht und/oder um eine Verbesserung der Erektion, dann spielt natürlich auch die **Psyche** eine entscheidende Rolle. Wenn man sich unter Druck setzt, dann wird das oft nichts. Mit einer genießerischen Gelassenheit können oft auch Behinderte lustvolle Momente erleben.

Gelähmte **Frauen** haben häufig folgende Probleme: fehlende sexuelle Lust, verminderte oder fehlende Fähigkeit zum Orgasmus und Scheiden-Trockenheit (Lubrikationsmangel).

Seit Jahren sucht die Pharma-Industrie nach einem wirksamen und unschädlichen Medikament zur Luststeigerung bei

Frauen. Bei Frauen ist es eben nicht damit getan, im Genital-
bereich für Durchblutung zu sorgen, wie das Viagra bei Männern macht. Weibliche Sexualität findet bekanntermaßen
hauptsächlich im Kopf statt. Da spielen auch die äußeren
Umstände eine große Rolle. Vor einiger Zeit gab es einen
großen Medien-Rummel um »Viagra für die Frau«. Dieses,
bislang nur in den USA zugelassene Medikament heißt
»Addyl«, mit dem Arzneistoff »Flibanserin«. Flibanserin wirkt
auf die Psyche. Es wurde in Deutschland entwickelt, wegen
der schweren und häufigen Nebenwirkungen bei uns aber
nicht zugelassen. Addyl muss über einen längeren Zeitraum
täglich eingenommen werden. Die luststeigernde Wirkung
scheint jedoch eher bescheiden zu sein: Eine nennenswerte
Verbesserung des Sexualverlangens konnte bislang
offensichtlich nicht nachgewiesen werden.

Es bleiben also doch nur die bewährten »Rezepte« für eine
Luststeigerung bei Frauen: völlige Entspannung, eine angenehme Atmosphäre und ein einfühlsamer Partner. Hilfreich ist
eine offene Kommunikation zwischen den Partnern über ihre
Bedürfnisse und Wünsche.

Aber ein nützliches Mittel gibt es doch: die **Maca**-Wurzel.
Maca ist eine Heilpflanze aus den peruanischen Anden. Sie
wird dort seit Tausenden von Jahren erfolgreich in der Medizin
verwendet. Das aus der Wurzelknolle hergestellte Pulver kann
man als Kapseln einnehmen. Die kann man beispielsweise bei
Amazon bestellen. Maca kann bei Frauen und Männern für
eine Steigerung der sexuellen Lust und der Orgasmusfähigkeit
sorgen. Maca beeinflusst den Hormonhaushalt und steigert
zudem die allgemeine Vitalität. Es wird gegen **Wechseljahresbeschwerden** verwendet und soll auch die Stimmung

aufhellen. Die Wirksamkeit wurde in klinischen Studien wissenschaftlich belegt.[1] Nebenwirkungen gibt es keine.

Männer-Themen können sein: Erektions-Störungen (erektile Dysfunktion = ED), fehlende sexuelle Lust, verminderte oder fehlende Fähigkeit zum Orgasmus.

Eine **Erektion** ist die Ansammlung von Blut in den Schwellkörpern des Penis. Bei einer Erektion werden vom Gehirn Signale an das Erektionszentrum im Rückenmark gesendet. Vom Erektionszentrum werden Nervenimpulse an den Penis gesendet, die eine Erschlaffung der Schwellkörpermuskulatur auslösen. Es gibt prinzipiell zwei mögliche Arten von Erektionen:[2]

- Psychogene Erektionen werden durch psychische Reize ausgelöst: durch optische und akustische Stimulation, Gerüche, Phantasien, Erwartungen und Wünsche. Nervenfasern leiten diese Informationen zum Erektionszentrum im Rückenmark. Dort wird die Erweiterung der Penis-Arterien ausgelöst.
- Reflexogene Erektionen entstehen durch eine direkte Berührung der Genitalien. Die Reize gelangen ins Erektionszentrum im Rückenmark und lösen die Erektion aus.

Außerdem gibt es die sogenannte nächtliche (nocturnale) Erektion. Viele Männer haben nachts und beim Aufwachen eine ungewollte Erektion, ausgelöst durch Vorgänge im Gehirn. Der Grund hierfür ist offensichtlich noch nicht ganz erforscht. Die nocturnale Erektion ist bei neurologisch bedingter Impotenz meist noch möglich.

---

[1] Vgl. www.uofmhealth.org/health-library/hn-4392007
[2] Vgl. www.urologielehrbuch.de/penisanatomie_04.html

Bei vielen gelähmten Männern sind noch Nervenbahnen intakt. Oft sind dann zumindest solche Erektionen noch möglich, die in erster Linie durch Berührungsreize ausgelöst werden. Folgende Hilfsmittel können dies unterstützen:

Die einfachste und preiswerteste Erektionshilfe ist ein Penisring. Er bremst den Rückfluss des Bluts aus dem steifen Penis. Es gibt ihn in verschiedenen Ausführungen und Durchmessern zum Beispiel bei Amazon (Ja, bei Amazon gibt es wirklich alles). Dieses Hilfsmittel wirkt zuverlässig und ist einfach anzuwenden. Vorsicht: Ein zu enger Penisring kann zu einer schmerzhaften Erfahrung führen.

Die Einnahme von Sildenafil (Viagra) kann das Entstehen einer Erektion erleichtern. Viagra, besser gesagt dessen Wirk-

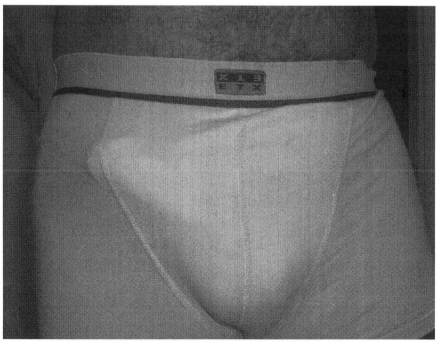

Abb. 28:Erektion

stoff Sildenafil, sorgt für eine Erweiterung der Blutgefäße und für eine leichte Muskelentspannung. Am besten wirkt es in Kombination mit Arginin (siehe nächsten Absatz) und wenn man die Tablette nicht mit vollem Magen einnimmt. Man sollte vor und nach der Einnahme wenig oder keinen Alkohol trinken. Die Wirkung tritt etwa nach einer Stunde ein und kann dann einige Stunden anhalten. Der Penis wird dann aber nicht von selbst steif. Es ist Stimulation nötig.

Seit der Patentschutz für Sildenafil abgelaufen ist, muss man nicht mehr das extrem teure Original-Viagra kaufen, um den Wirkstoff zu bekommen. Sildenafil ist in Deutschland rezeptpflichtig. Die Tabletten enthalten 25, 50 oder 100 Milligramm Wirkstoff. Es ist preiswerter, wenn man eine halbe 100-mg-Tablette nimmt, anstelle einer ganzen 50-mg-Tablette.

Produktempfehlung: SILDENAFIL BASICS 100 mg Filmtabletten. 60 Tabletten kosten ca. 73,- Euro (www.medikamente-per-klick.de). Günstiger geht's nicht.

Vorsicht: Im Internet werden allenthalben rezeptfreie Nachahmerprodukte angeboten. Bei denen weiß man aber nie, ob drin ist, was draufsteht. Sicherer ist es, wenn man sich von seinem Hausarzt ein Privatrezept ausstellen lässt. Das muss einem nicht peinlich sein.

Eher langfristig wirkt die natürliche Aminosäure Arginin. Arginin wird vom Körper selbst produziert, aber auch mit der Nahrung aufgenommen – allerdings oft viel zu wenig. Deshalb gehört es zu den notwendigen Vitalstoffen, die Männer und Frauen täglich einnehmen sollten, vor allem zur Vorbeugung gegen Herz-Kreislauf-Krankheiten. Siehe Kapitel 3.13.1. Arginin erweitert in erster Linie die Blutgefäße. Dies schützt nicht nur vor Herzinfarkt und Schlaganfall, sondern soll auch die

Durchblutung und die Erektionsfähigkeit des Penis steigern. Arginin wirkt nicht kurzfristig, wie z.B. Sildenafil. Man muss längerfristig einen Arginin-Spiegel aufbauen. Es ist in jeder Apotheke erhältlich. Allerdings ist es dort sehr teuer. Die Firma IronMaxx stellt Arginin für Sportler her. Das ist wesentlich günstiger als ein Apotheken-Produkt. »IronMaxx Arginin Simplex 1200« (260 Kapseln) kostet bei Amazon knapp 30,- Euro. Wem die Kapseln zu groß sind zum Schlucken, der kann sie öffnen und das Pulver ins Trinken mischen.

Info über Arginin: www.arginin-wirkung.de

Die beschriebenen, einfach anzuwendenden, Erektionshilfen können ausreichen, wenn die Nervenbahnen zwischen Gehirn und Penis noch aktivierbar sind. Falls die Nervenbahnen geschädigt oder unterbrochen sind, wird das mit Tabletten usw. nicht funktionieren. Das betrifft viele Querschnittgelähmte. Aber das muss noch nicht heißen, dass man das Thema Sex abhaken muss. Man kann versuchen, ob eine Schwellkörper-Auto-Injektions-Therapie (SKAT) eine ausreichende Erektion bringt. Bei dieser Behandlung spritzt man sich einen erektionsauslösenden Wirkstoff (z.B. Alprostadil) direkt in den Penis-Schwellkörper. Ein paar Minuten später ist der Penis »bereit zum Gefecht«. Die Wirkung hält etwa eine Stunde an. Der Gedanke, sich da mit einer Spritze reinzustechen lässt einen vielleicht erschauern. Aber die Anwendung soll einfach und dank der sehr dünnen Nadel fast schmerzfrei sein[1]. Wichtig: Die Dosierung muss von einem Facharzt (Urologe) festgelegt werden. Man muss sich evtl. mit Testinjektionen an die richtige Dosis herantasten.

---

[1] Vgl. www.netdoktor.at/therapie/autoinjektionstherapie-8596

Eine Alternative zur Spritze sind Harnröhren-Zäpfchen. Die
sind jedoch weniger wirksam als die SKAT-Behandlung.

Zur Steigerung der sexuellen Lust und zur Verbesserung der
körperlichen Sexualfunktionen können Männer das Hormon
Testosteron zuführen. Testosteron sorgt also nicht nur für
Muskelwachstum und starke Knochen, wie in Kapitel 3.9
beschrieben. Auch älteren Behinderten, die das Thema Sex
bereits abgehakt haben, kann Testosteron neues Leben ein-
hauchen. Allerdings ist das bei Medizinern umstritten. Üblicherweise wird Testosteron als Gel auf die Haut aufgetragen.
Das ist einfach und unkompliziert. Testosteron ist in Deutschland verschreibungspflichtig. Von der Krankenkasse wird das
normalerweise nicht bezahlt. Der Arzt stellt ein Privatrezept

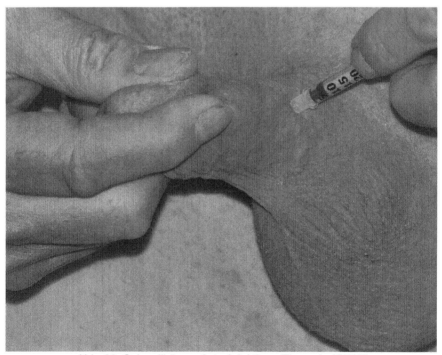

Abb. 29: Schwellkörper-Auto-Injektions-Therapie (SKAT)

aus. Das kann man dann bei einer (Internet-) Apotheke einlösen. Es gibt verschiedene Testosteron-Produkte. Ein gutes
Preis-Leistungs-Verhältnis hat die Marke »Testim« von der
Firma Ferring. 90 Tuben mit den Tagesportionen kosten in
einer Internet-Apotheke ca. 180,- Euro. Allerdings reicht es
meistens aus, wenn man das Testosteron ungefähr drei Mal
wöchentlich anwendet. Damit reichen zwei Packungen für
über ein Jahr aus.

Die **Maca**-Wurzel wurde bereits angesprochen als Mittel zur
Steigerung der sexuellen Lust bei Frauen und gegen Wechsel-
jahresbeschwerden. Diese Heilpflanze aus den peruanischen
Anden wirkt auch bei Männern luststeigernd und verbessert
die Orgasmusfähigkeit. Dazu muss man die Kapseln mit dem
Wurzel-Pulver längerfristig einnehmen. Maca ist rein pflanzlich
und hat keine unerwünschten Nebenwirkungen. Die Wirkung
von Maca ist durch Studien belegt.[1]
    Arginin und Maca gibt es praktischerweise fertig gemischt in
Kapseln zum Einnehmen. Produkt-Beispiel: »L-Arginin plus
Maca Extrakt« von Gloryfeel (bestellbar bei Amazon). Alternativ ist Maca auch sortenrein und höher dosiert in Kapseln und
als loses Pulver erhältlich.

---

[1] Vgl. www.uofmhealth.org/health-library/hn-4392007

3.13 Überblick: Vitalstoffe zur Nahrungsergänzung

Möglichst viel Bewegung, eine abwechslungsreiche Ernährung, Kohlenhydrate hauptsächlich aus Obst, psychische Ausgeglichenheit – das sind wichtige Voraussetzungen für ein
Leben im Rollstuhl ohne zusätzliche Komplikationen und
Beschwerden. Das hilft, Übergewicht und Herz-Kreislauf-
Erkrankungen vorzubeugen. Das ist die beste Vorbeugung
gegen einen (erneuten) Schlaganfall. Selbstverständlich können diese Maßnahmen auch bei gesunden Menschen für ein
langes, beschwerdefreies Leben sorgen. Erst recht, wenn
man Alkohol, Nikotin und Zucker als ungenießbare Giftstoffe
betrachtet.

Darüber hinaus unterstützen (nicht nur) bei bewegungseinge-
schränkten Rollstuhlfahrern täglich eingenommene Vitalstoffe
Gesundheit und Wohlbefinden. Diese Nahrungsergänzungsmittel wurden bereits in den vorhergehenden Kapiteln erwähnt
und werden nachfolgend übersichtlich aufgelistet:

3.13.1 Dringend benötigte Vitalstoffe

Magnesium ist ein wichtiger Mineralstoff mit **muskelentspannenden** Eigenschaften. Menschen mit chronischer **Spastik**
sollten diesen Vitalstoff auf jeden Fall einnehmen. Außerdem
hilft Magnesium, den **Blutdruck** zu senken. Ein hoher Magnesiumspiegel kann möglicherweise das Risiko senken, an
einem **Herzinfarkt** zu sterben.[1] Er kann zudem etliche
Beschwerden mildern wie chronische Müdigkeit, Leistungs-

---

[1] Vgl. www.magnesium-ratgeber.de

schwäche, Schlafstörungen, Migräne, Blutarmut, Diabetes. Nach einem Herzinfarkt erhält man in der Klinik Magnesiuminfusionen.[1] Bei Herz-Kreislauf-Krankheiten, Herzrhythmusstörungen und Erkrankungen der Herzkranzgefäße wird hoch dosiertes Magnesium verschrieben. Das Kalzium in Milchprodukten kann nur dann für eine höhere Knochendichte sorgen, wenn genügend Magnesium im Körper ist.

Magnesium ist also für viele Körperfunktionen unverzichtbar. Grund genug, das vorbeugend zu nehmen. Es kostet wenig und hat bei normaler Dosierung keine unerwünschten Nebenwirkungen. Es gehört deshalb zu den unverzichtbaren Nahrungsergänzungsmitteln. Zu beachten ist, dass Alkohol

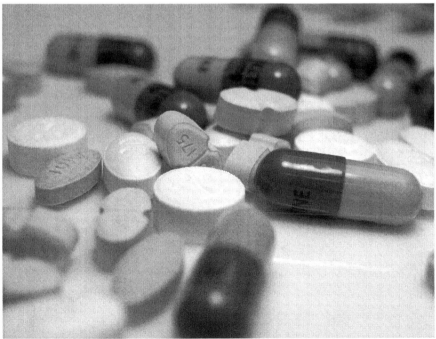

Abb. 30: Natürliche Vitalstoffe können dafür sorgen, dass man weniger Tabletten schlucken muss

---

[1] Vgl. www.epistemonikos.org/de/documents/7ba55471e60adc3edbdc862f2b9e2c51ceae5c3f

Magnesium aus dem Körper schwemmt. Je nach Empfindlichkeit und Dosierung kann Magnesium zu weichem Stuhl führen
oder sogar Durchfall verursachen.[1] Das ist völlig unbedenklich
und klingt wieder ab. Eventuell tritt dieser Effekt nur bei
Beginn der Einnahme auf. Der weiche Stuhl zeigt an, dass die
Aufnahmekapazität für Magnesium im Körper erreicht ist. Viele
Menschen mit einem spastisch gelähmten Darm leiden an
Verstopfung. Denen kann Magnesium eventuell einen doppelten Nutzen bringen. Das ist schonender als irgendein Abführmittel. In der Praxis ist es jedoch schwierig, damit einen plan-
baren Mittelweg zu finden, zwischen Verstopfung und Durchfall. Das Magnesium sollte vorzugsweise abends eingenommen werden, damit es nachts gegen Spastik und Krämpfe wirken kann. Außerdem gibt es im Liegen normalerweise keine
Probleme mit Durchfall. Magnesium wirkt bei akuter Spastik
eher nicht kurzfristig. Vielmehr muss man darauf achten, dass
man immer einen ausreichend hohen Magnesiumspiegel im
Blut hat. Zu viel eingenommenes Magnesium wird bei intakter
Nierenfunktion mit dem Urin ausgeschieden. Eine Überdosierung ist daher normalerweise kaum möglich. Man sollte
aber die Mengenangabe auf der Packung befolgen. Produkt-
Empfehlung: Warnke Magnesium. 250 Tagesrationen kosten
in der Internet-Apotheke ca. 14,- Euro.

Vitamin D ist so wichtig, dass man es regelmäßig einnehmen
sollte. Nicht nur Rollstuhlfahrer, sondern die meisten Deutschen leiden angeblich an Vitamin-D-Mangel, vor allem im
Winter. Symptome können sein: Antriebslosigkeit, Erschöp-

---

[1] Vgl. www.magnesium-ratgeber.de/magnesium-einnahme/magnesium-nebenwirkungen-
ueberdosierung/

fung (»Winterdepression«), Muskelschmerzen und -krämpfe, Lidzucken, Wachstumsschmerzen bei Kindern.

Vitamin D kann unter anderem **Depression**[1] und **Knochenabbau,** bzw. **Knochenschwund** mildern oder verzögern. Der Abbau von Knochenmasse ist ein Problem, das langfristig alle Rollstuhlfahrer betrifft, da sie ihre Knochen ja kaum noch belasten. Vitamin D hilft also, **Osteoporose**, zu vermeiden oder zu verzögern. Sogar mit schweren Krankheiten, wie Rheuma, Krebs und Multipler Sklerose wird Vitamin D in Verbindung gebracht. Auch für den Schutz der **Blutgefäße** wird Vitamin D eingesetzt. Ein hoher Vitamin-D-Spiegel soll das Risiko senken, einen **Schlaganfall** zu erleiden. Außerdem sinkt die Gefahr von **Herzkranzgefäßverkalkung** sowie eines **Gefäßverschlusses der Beine**. Übergreifend soll Vitamin D die allgemeine **Immunabwehr** stärken.

Vitamin D wird durch Sonnenlicht gebildet. Aber welcher Rolli-Fahrer kommt schon täglich eine Stunde mit freiem Oberkörper an die Sonne? Außerdem behindert Sonnencreme die Bildung von Vitamin D.

Es sind keine schädlichen Nebenwirkungen von Vitamin D bekannt. Es hilft nur in hoher Dosierung. Produkte aus dem Regal von Drogeriemärkten sind da ungeeignet. Rezeptfrei erhält man bei Amazon z.B. Vita World Vitamin D3 4000 I.U. 100 Tagesrationen kosten ca. 18,- Euro. Das lohnt sich auf jeden Fall. Die Krankenkasse übernimmt das nur, wenn der Arzt mit einem Bluttest einen Vitamin-D-Mangel nachgewiesen hat.

Weitere Info zum Thema Vitamin D: www.vitamindelta.de

---

[1] Vgl. http://dgk.de/meldungen/pravention-und-anti-aging/vitamin-d-mangel-ist-weit-verbreitet/vitamin-d-und-depressionen.html

Omega-3-Fettsäuren gehören zu den wichtigsten Vitalstoffen, die man unbedingt einnehmen sollte. Diese mehrfach ungesättigten Fettsäuren verhindern Ablagerungen in den **Blutgefäßen**. Sie hemmen Entzündungsstoffe, die an der Entstehung von **Arteriosklerose** beteiligt sind. Omega-3 reduziert das Risiko für **Herz-Kreislauf-Erkrankungen** enorm.[1] Es schützt **Herz** und **Hirn**, wirkt mild gegen **Depressionen**[2] und reguliert den **Fettstoffwechsel**. Damit gehören Omega-3-Kapseln zu den tägliche einzunehmenden Nahrungsergänzungsmitteln. Diese Wirkungen sind durch Studien nachgewiesen und sind seit langem allgemein anerkannt. Deshalb quälten schon früher viele Eltern ihre Kinder mit Lebertran. Omega-3-Fettsäuren sind auch in bestimmten Lebensmitteln enthalten, zum Beispiel in Hering. Die Japaner und Eskimos essen viel Fisch. Da ist Herzinfarkt als Todesursache kaum bekannt. In Deutschland sterben daran jährlich fast 200.000 Menschen.

Produkt-Empfehlung: Omega 3 Super 1000 mg von Vitabay. Günstiger als in der Apotheke ist der Kauf bei Amazon. Auch auf eBay findet man Versandhändler, die sich auf Nahrungsergänzungsmittel spezialisiert haben.

Man kann z.B. jeden Morgen nüchtern mehrere Kapseln einnehmen und mit Kaffee runterspülen.

Zur Erhöhung der Protein-Zufuhr sollten Rollstuhlfahrer **Eiweiß-Pulver** zu sich nehmen. Das machen üblicherweise auch Sportler zur Unterstützung des Muskelaufbaus. Eiweiß hilft nicht nur gegen **Muskelschwund**, sondern auch gegen **Dekubitus** und unterstützend bei einer (Low-Carb-) **Diät**. Man kann z.B. jeden Tag ein paar Löffel Eiweiß-Pulver in den

---

[1] Vgl. www.gesundheit.com/gc_detail_7_vitumin32_7.html
[2] Vgl. http://vitamine-ratgeber.com/wirken-omega-3-epa-dha-gegen-depressionen/

Frühstücks-Früchte-Quark oder in Joghurt mischen. Ein geschmacksneutrales Eiweiß-Pulver guter Qualität ist »Dr.Ritter Bio-Eiweiß-Konzentrat 85«. Info auf www.dr-ritter.de. Besonders preiswert erhält man es beim Internet-Reformhaus www.gesund-sein.de.

Ein wichtiges Nahrungsergänzungsmittel ist **Arginin** (eigentlich heißt es L-Arginin). Dessen segensreiche Wirkungen kann man gar nicht genug betonen.[1] Arginin ist eine natürliche Aminosäure und ist in vielen Lebensmitteln enthalten, z.B. in Walnüssen. Über die Nahrung kann man allerdings nicht genügend Arginin aufnehmen. Deshalb sollte man ergänzend Arginin-Kapseln einnehmen. Arginin sorgt hauptsächlich für eine **Erweiterung der Blutgefäße**. Diese Gefäßerweiterung kann unter anderem zur Senkung eines erhöhten Blutdrucks führen. Somit ist Arginin ein natürlicher Blutdrucksenker ohne Nebenwirkungen.[2] Diese Wirkung wird angeblich verstärkt, wenn man zusätzlich Magnesium und Kalium einnimmt. Man sollte allerdings mit seinem Arzt besprechen, ob das im Einzelfall zur Blutdrucksenkung ausreicht. Außerdem kann Arginin der Bildung von Thrombosen in den Blutgefäßen entgegenwirken. Es dient deshalb auch zur Vorbeugung gegen Schlaganfälle. Da Arginin die Muskeln kräftigen soll, wird es üblicherweise von Sportlern eingenommen. Arginin fördert die Durchblutung und wirkt bei Männern deshalb mild potenzsteigernd. Dieser Effekt ist aber wohl eher bescheiden. Nebenwirkungen sind bei normaler Dosierung nicht bekannt.

L-Arginin gibt es in jeder Apotheke. Allerdings ist es dort sehr teuer. Die Firma IronMaxx stellt Arginin für Sportler her.

---

[1] Vgl. www.larginin.org
[2] Vgl. www.zeinpharma.de/bluthochdruck-mit-l-arginin-senken

Das ist wesentlich günstiger als ein Apotheken-Produkt.
»IronMaxx Arginin Simplex 1200« (260 Kapseln) kostet bei
Amazon knapp 30,- Euro. Wem die Kapseln zu groß sind zum
Schlucken, der kann sie öffnen und das Pulver ins Trinken
mischen. Info über Arginin: www.arginin-wirkung.de

Wer zusätzlich pulverisierte **Maca**-Wurzel einnimmt – zur
Förderung des Muskelwachstums und/oder der sexuellen
Lust, der kann Kapseln kaufen, in denen Arginin und Maca
bereits fertig gemischt ist. Produkt-Beispiel: »L-Arginin plus
Maca Extrakt« von Gloryfeel (bestellbar bei Amazon). Info zu
Maca: siehe Seite 171.

Zur Versorgung mit weiteren Vitaminen und Mineralien kann
man täglich eine Kapsel mit einer **Vitamin- und Mineralien-
mischung** einnehmen. Damit ist man beispielsweise auch mit
den wichtigen Vitalstoffen Folsäure und Selen versorgt.

Empfehlung: Sanct Bernhard A-Z-Kapseln. Bei Amazon ca.
10,- Euro.

Daraus kann sich folgender **Tagesplan** ergeben, für die tägliche Versorgung mit Vitalstoffen:

Morgens, vor dem Frühstück:
5 x Omega 3
1-2 x Arginin (evtl. mit Maca)
1 x Vitamin D
1 x A-Z-Kapseln (gemischte Vitamine und Mineralien)
Mit dem Frühstück (z.B. in Quark): 3 Esslöffel Eiweißpulver

Mittags:
1-2 x Arginin (evtl. mit Maca)

Vor dem Abendessen:
1-2 x Arginin (evtl. mit Maca)
1 x Magnesium

Wenn der Stuhl zu weich wird, kann man das Magnesium für
einen Tag weglassen. Um die Einnahme der verschiedenen
Kapseln zu vereinfachen, kann man alle Fläschchen mit den
Kapseln in eine Tupperdose o.ä. schütten.
    Die konsequente Einnahme ist eine gute Vorsorge gegen
Herzinfarkt und Schlaganfall. Das gilt erst recht für Rollstuhlfahrer, die nur wenig Sport treiben können. Selbstverständlich
ist die Einnahme dieser Vitalstoffe kein Ersatz für eine ausge-
wogene Ernährung.

3.13.2 Vitalstoffe und Medikamente für spezielle Zwecke

In diesem Buch werden einige Gesundheitsprobleme angesprochen, die Behinderte im Rollstuhl betreffen können. Nachfolgend werden die im jeweiligen Kapitel angesprochenen lin-
dernden Vitalstoffe und Medikamente noch einmal übersichtlich dargestellt. Dabei wird unterstellt, dass man die auf den
vorhergehenden Seiten angesprochenen Vitalstoffe täglich
einnimmt. Sie werden deshalb in Bezug auf nachfolgend
angesprochene Gesundheitsprobleme nicht noch einmal dargestellt.
    Medikamente mit chemischen Wirkstoffen helfen bei
Gesundheitsproblemen oft nur bedingt. Und fast immer haben
sie schädliche Nebenwirkungen. In vielen Fällen ist es klüger,
natürliche Vitalstoffe einzunehmen, als Tabletten zu
schlucken. Andererseits kann man manchmal auf chemische

Medikamente nicht verzichten. Die nachfolgenden Empfehlungen beruhen aus Erfahrungen aus der Praxis. Dies ersetzt natürlich keinesfalls einen Besuch beim Arzt.

Blutdrucksenkung: Den Blutdruck kann man mit Tabletten vom Arzt senken. Das Risiko für Schlaganfall oder Herzinfarkt sinkt dadurch aber möglicherweise nur wenig. Und die Nebenwirkungen können gravierend sein. Eine nachhaltige Blutdrucksenkung mit einem verringerten Risiko für Herz-Kreislauf-Erkrankungen erreicht man durch eine Kombination verschiedener Maßnahmen:
*   Möglichst viel Bewegung, am besten Ausdauersport
*   Kein Übergewicht
*   Kein Stress, keine psychische Anspannung
*   Neben Arginin und Magnesium auch das Mineral **Kalium** einnehmen[1]
*   Auf Alkohol und Nikotin weitgehend verzichten

Kaliummangel kann genauso wie Magnesiummangel Herzrhythmusstörungen verursachen und auch das Infarktrisiko erhöhen. Tomaten enthalten besonders viel Kalium. Gegen Bluthochdruck reicht das aber nicht aus. Wenn man täglich zwei Gramm Kalium aus der Apotheke einnimmt, dann kann das den Blutdruck in vielen Fällen senken – ganz ohne Nebenwirkungen. Das muss aber natürlich ärztlich begleitet und kontrolliert werden.

Herzprobleme: Die Maßnahmen gegen Bluthochdruck helfen im Endeffekt auch, Herzprobleme zu vermeiden. Zusätzlich soll **Folsäure** helfen, Herzinfarkt und Schlaganfall zu verhin-

---

[1] Vgl. www.herzstiftung.de/Magnesiummangel-Kaliummangel.html

dern. Allerdings belegen entsprechende Studien nicht eindeutig, dass eine vorbeugende Einnahme das Krankheits-Risiko nachhaltig senkt.[1] Die Herzgesundheit scheint außerdem in besonderem Maße vom Zustand der Psyche abzuhängen.

Viele ältere Menschen nehmen täglich Aspirin zur **Blutverdünnung**, um damit Herz-Kreislauf-Erkrankungen vorzubeugen. Der Wirkstoff von Aspirin ist die Acetylsalicylsäure (**ASS**). ASS hemmt auch die Bildung von einigen Entzündungsstoffen, die unter anderem Arteriosklerose fördern. Studien deuten darauf hin, dass ASS langfristig hilft, die Sterblichkeit von Schlaganfall-Patienten zu verringern.[2] ASS-Herztabletten (Thrombozytenaggregationshemmer) enthalten 100 mg dieses Wirkstoffs. ASS-Schmerztabletten enthalten dagegen meistens die fünffache Wirkstoff-Menge. Die Schmerztabletten dürfen nicht über einen längeren Zeitraum eingenommen werden.

Allerdings scheint es so zu sein, dass ASS-100 bei vielen Menschen nicht so richtig wirkt – Blutgerinnsel also möglicherweise nicht effektiv verhindert werden. Auch kann ein Gewöhnungs-Effekt eintreten, der die Wirkung mit der Zeit abschwächt. Die Alternative oder Ergänzung zu ASS: Wer täglich die Vitalstoffe Omega-3 und Arginin einnimmt, sorgt auf natürliche Weise für weite und elastische Blutgefäße und hemmt schädliche Entzündungsstoffe im Blut. Siehe Vitalstoff-Tagesplan in Kapitel 3.13.1. Wenn der Arzt ASS-100 verordnet hat, sollte man es aber nicht ohne Rücksprache absetzen. Das gilt erst recht, wenn der Arzt stärkere Medikamente zur Blutverdünnung verordnet hat (z.B. Marcomar).

---

[1] Vgl. www.esanum.de/folsaure-gabe-senkt-das-schlaganfallrisiko-bei-bluthochdruck/
[2] Vgl. http://annonc.oxfordjournals.org/content/26/1/47.full.pdf+html

Depressionen: Besonders Schlaganfall-Patienten sind häufig von Depressionen und Stimmungsschwankungen betroffen (Post-Stroke-Depression, PSD).[1] Symptome sind häufig eine erhöhte Schreckhaftigkeit und/oder starke Reaktionen auf emotionale Situationen (Affektlabilität). Neben Vitamin D und Omega-3 ist die Aminosäure **Tryptophan**[2] der dritte natürliche Vitalstoff gegen neurologische Depressionen, aber auch gegen Depressionen mit anderen Ursachen. Man sollte die Kapseln mit diesen Vitalstoffen alle gleichzeitig einnehmen. Der Körper bildet mit Hilfe von Tryptophan das stimmungsaufhellende »Glückshormon« Serotonin. Es wirkt also ähnlich wie die häufig verordneten Antidepressiva aus der SSRI-Medikamentengruppe (z.B. Cipralex), nur milder und ohne schädliche Chemie. Allerdings soll der Botenstoff Serotonin Spastiken verursachen bzw. verstärken.[3] Weitere Wirkungen von Serotonin: Dieses Hormon fördert die Darmtätigkeit und hemmt die Sexualfunktionen.[4] Mehr zum Thema Depression in Kapitel 3.3.

Außerdem wird Tryptophan gegen **Schlafstörungen** eingenommen. Diese bewährte Einschlafhilfe sorgt ohne Nebenwirkungen für innere Ruhe. Tryptophan beeinflusst auch die Bildung des Hormons Melatonin, das den Tiefschlaf fördert. Deshalb sollte man es generell nur vor dem Schlafengehen einnehmen.

Menschen mit Übergewicht, aber auch mit chronische Entzündungen (z.B. Rheuma) werden häufig von **Stimmungsschwankungen** geplagt. Beispiel: die berühmten Fress-Attacken. Das sind meistens noch keine Depressionen. Das

---

[1] Vgl. www.psychosoziale-gesundheit.net/psychiatrie/depression_nach_schlaganfall.html
[2] Vgl. www.aminosäure.org/aminosaeuren/l-tryptophan
[3] Vgl. http://news.ku.dk/all_news/2014/09/new-research-offers-help-for-spinal-cord-patients
[4] Vgl. https://de.wikipedia.org/wiki/Serotonin

ist auch nicht immer nur psychisch bedingt, sondern kann auf einen **Mangel an körpereigenem Tryptophan** hinweisen.

Schließlich wird Tryptophan auch eingenommen zur Milderung von **Ängsten** jeder Art. Gegen **Panikatacken** nimmt man es für ein paar Wochen in höherer Dosierung ein.

Tryptophan-Kapseln gibt es in der Apotheke, aber auch bei Amazon.

Stärkung der männlichen Sexualfunktion: Das Thema „Sex mit Behinderung" wurde in Kapitel 3.12 besprochen. In der folgenden Übersicht werden lediglich die Mittel zur Aktivierung der Sexualfunktion noch einmal übersichtlich aufgelistet:

Das Hormon **Testosteron** sorgt nicht nur für Muskelwachstum und starke Knochen. Es ist auch ein Mittel zur Steigerung der sexuellen Lust und zur Verbesserung der körperlichen Sexualfunktionen bei Männern. Üblicherweise wird Testosteron als Gel auf die Haut aufgetragen. Das ist einfach und unkompliziert. Testosteron ist in Deutschland verschreibungspflichtig. Es wird normalerweise nur verordnet, wenn ein Testosteronmangel nachgewiesen ist. Ein guter Arzt wird aber die Nöte eines Rollstuhlfahrers verstehen und das Hormon ohne lange Diskussionen verschreiben. Von der Krankenkasse wird das normalerweise nicht bezahlt. Der Arzt stellt ein Privatrezept aus. Das kann man dann bei einer (Internet-) Apotheke einlösen.

Es gibt verschiedene Testosteron-Produkte. Ein gutes Preis-Leistungs-Verhältnis hat die Marke Testim von der Firma Ferring. 90 Tuben mit den Tagesportionen kosten in einer Internet-Apotheke ca. 180,- Euro. Allerdings reicht es meistens aus, wenn man das Testosteron ungefähr drei Mal wöchentlich anwendet. Damit reichen zwei Packungen für über ein Jahr aus.

Arginin gehört zu den notwendigen Vitalstoffen, die Männer und Frauen unbedingt täglich einnehmen sollte. Siehe Kapitel 3.13.1. Weil es so wichtig ist, wird es an dieser Stelle noch einmal aufgeführt. Arginin erweitert vor allem die Blutgefäße. Dies schützt nicht nur vor Herz-Kreislauf-Erkrankungen, sondern soll auch die Erektionsfähigkeit des Penis steigern. Arginin erhält man in jeder Apotheke. Allerdings ist es dort sehr teuer. Die Firma IronMaxx stellt Arginin für Sportler her. Das ist wesentlich günstiger als ein Apotheken-Produkt. „**IronMaxx Arginin Simplex 1200**" (260 Kapseln) kostet bei Amazon knapp 30,- Euro. Wem die Kapseln zu groß sind zum Schlucken, der kann sie öffnen und das Pulver ins Trinken mischen.

Maca ist eine Heilpflanze aus den peruanischen Anden. Sie wird dort seit Tausenden von Jahren erfolgreich in der Medizin verwendet. Das aus der Wurzelknolle hergestellte Pulver kann man als Kapseln einnehmen. Es sorgt für eine sanfte Steigerung der sexuellen Lust und der Orgasmusfähigkeit bei Frauen und Männern. Maca beeinflusst den Hormonhaushalt und kann zudem die allgemeine Vitalität steigern. Maca wird bei Frauen auch gegen **Wechseljahresbeschwerden** verwendet.

Die Kapseln mit dem Wurzel-Pulver muss man längerfristig einnehmen, um einen Effekt zu erzielen. Maca ist rein pflanzlich und hat keine unerwünschten Nebenwirkungen. Die Wirkungen wurden in klinischen Studien wissenschaftlich belegt.[1]

---

[1]   Vgl. www.uofmhealth.org/health-library/hn-4392007

Arginin und Maca gibt es praktischerweise fertig gemischt in Kapseln. Zum Beispiel: »L-Arginin plus Maca Extrakt« von Gloryfeel (bestellbar bei Amazon). Alternativ ist Maca auch sortenrein in Kapseln und als loses Pulver erhältlich.

Testosteron, Arginin und Maca wirken eher längerfristig auf die Sexualfunktionen. **Sildenafil** (Der Wirkstoff von Viagra) kann Männern dagegen innerhalb einer Stunde zu einer verstärkten Erektion verhelfen. Viagra, besser gesagt dessen Wirkstoff Sildenafil, sorgt für eine Erweiterung der Blutgefäße und für eine leichte Muskelentspannung. Am besten wirkt es in Kombination mit Arginin. Seit der Patentschutz für Sildenafil ausgelaufen ist, muss man nicht mehr das extrem teure Original-Viagra kaufen, um den Wirkstoff zu bekommen. Sildenafil ist rezeptpflichtig. Die Tabletten enthalten 25, 50 oder 100 Milligramm Wirkstoff. Es ist billiger, wenn man eine halbe 100-mg-Tablette nimmt, anstelle einer ganzen 50-mg-Tablette.
    Produktempfehlung: SILDENAFIL BASICS 100 mg Filmtabletten. 60 Tabletten kosten ca. 73,- Euro (www.medikamente-per-klick.de). Günstiger geht's nicht.

Häufig sind Rollstuhlfahrer von Muskelschwund betroffen. Wie in Kapitel 3.9 besprochen, kann man den **Muskelaufbau** unterstützen, mit **Arginin**, **Testosteron** und **Eiweiß-Pulver** – und natürlich mit viel Bewegung. Es sind also immer wieder dieselben Vitalstoffe, mit denen sich allerlei Nöte lindern lassen.

Dekubitus kann für Rollstuhlfahrer zum großen Problem werden. Siehe Kapitel 1.2.5. Zur Vorsorge ist, neben viel Bewegung, eine proteinreiche Ernährung wichtig. Das ist ein zusätzlicher Grund dafür, die tägliche Nahrung mit **Eiweiß-Pulver** anzureichern.

Auch **Verstopfung** ist ein großes Alltagsproblem für viele Rollstuhlfahrer mit spastischen Lähmungen. Siehe Kapitel 3.11. Es gibt zwei Hilfsmittel, die das Problem entschärfen können: **Macrogol** sorgt für einen weichen Stuhl und **Lecicarbon**-Zäpfchen können den Stuhlgang dann auslösen.

Produktempfehlung: Macrogol-Pulver zum Anrühren und Trinken. Es gibt verschiedene Hersteller und enorme Preisunterschiede. Besonders preisgünstig ist MACROGOL ratiopharm Balance. 100 Beutelchen kosten in der Internet-Apotheke ca. 34,- Euro.

Lecicarbon: 100 Zäpfchen kosten etwa 33,- Euro. Lecicarbon-Zäpfchen können innerhalb von Minuten Stuhlgang auslösen. Sie enthalten keine chemischen Inhaltsstoffe und können problemlos über viele Jahre hinweg verwendet werden.

3.14 Kleidung für Rollstuhlfahrer

Rollifahrer verbringen ihre Tage vorwiegend in sitzender Haltung. Da gibt es besonders an Hosen spezielle Anforderungen:

- Höherer Bund hinten, damit an den Nieren alles zu ist.
- Ein niedriger Bund vorne verhindert ein Drücken im Bauchbereich.
- Flache Nähte, die am Po keine Druckstellen verursachen könnten.
- Ein weit zu öffnender Reißverschluss, damit man im Sitzen leichter pinkeln kann. Unterhosen bei Bedarf mit einem großen Eingriff.
- Eventuell Taschen auf den Schenkeln, um darin kleine Dinge unterzubringen bzw. zu transportieren.

Für bettlägerige Patienten gibt es spezielle Pflegehosen. Sie sind besonders geeignet für das Wechseln von Verbänden, Stoma- und Beinbeuteln sowie Inkontinenzvorlagen – ohne dass die Pflegehose dafür extra ausgezogen werden müsste.

Auf der Vorderseite geschlossene Jacken zum Reinschlüpfen sind praktisch für Behinderte, die sich nicht selbst ankleiden können. Außerdem brauchen Rollifahrer oft besondere Accessoires, wie Fußsäcke, Regencapes oder Rolli-Handschuhe.

Neben dem Erfüllen der funktionalen Anforderungen soll die Kleidung in Mode und Stil die Persönlichkeit des Trägers unterstreichen. Denn gut aussehende Kleidung macht Freude und stärkt das Selbstwertgefühl. Das gilt auch und erst recht für Rollifahrer.

Es gibt verschiedene Anbieter, bzw. Online-Shops für solche Kleidung. Beispiele:

www.rollimoden.de
www.schuermann-rehamode.de
www.rollitex.de
www.renato.de

Jeder Anbieter hat seinen eigenen Sortiments-Schwerpunkt. Am besten, man stöbert in Ruhe durch alle Shops. Wichtig ist, dass man vor der Bestellung genau Maß nimmt. Hosen fürs Sitzen sollten am Bund eher etwas weiter sein. Rolli-Kleidung ist teurer als normale Standard-Ware. Aber gerade bei Hosen ist das Geld gut angelegt. Die trägt man ja jahrelang.

Die Kosten für Kleidung werden von der gesetzlichen Krankenkasse normalerweise nicht erstattet.

3.15 Mit Behinderung im Auto unterwegs

Mobilität ist ein Grundbedürfnis. Man merkt das erst richtig, wenn man nicht mehr mobil ist. Die Fortbewegung mit dem Rollstuhl ist ein guter Anfang, wenn man nicht mehr gehen kann. Für einen größeren Aktionsradius braucht man aber natürlich ein Auto. Wer nicht mehr auf einen Autositz steigen kann, der muss eventuell sein vorhandenes oder zukünftiges Auto an die Behinderung anpassen. Je nach Art und Grad der Behinderung können Autos mit den unterschiedlichsten Systemen und Komponenten um- und ausgebaut werden. Vor der Wahl eines bestimmten Systems muss man grundsätzlich entscheiden, ob man den Wagen selbst steuern kann und will

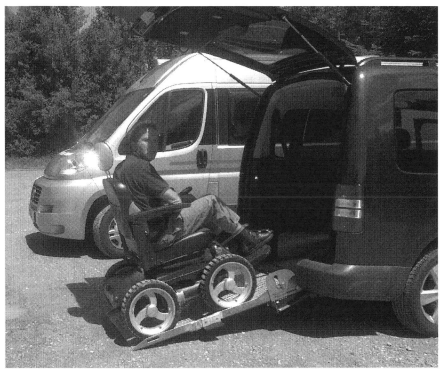

Abb. 31: VW-Caddy mit einer Rollstuhlrampe von MobiTec

(**Aktivfahrzeug**), oder ob man transportiert werden möchte (**Passivfahrzeug**). Weiter muss man entscheiden, ob man dabei jeweils im Rollstuhl sitzen bleibt, oder ob ein Transfer auf einen (eventuell umgebauten) Fahrzeugsitz möglich ist.

Für Aktivfahrzeuge gibt es eine Vielzahl von möglichen **Einstiegshilfen**, **Fahrhilfen** und **Rollstuhlverladehilfen**. Beispielsweise können Behinderte mit ihrem E-Rollstuhl über eine Rampe ins Auto fahren, bis nach vorn zum leergeräumten Fahrerplatz. Der Wagen wird, im Rollstuhl sitzend, per Joystick bedient. Das ist eine ähnliche Steuerung wie beim E-Rolli. Das kann man möglicherweise auch, wenn man nur über geringe Restkräfte verfügt. Die Heckklappe des Autos und die Rollstuhl-Auffahrrampe funktionieren dabei selbsttätig per Fernsteuerung. Man braucht also keine Hilfskraft, um das Auto startklar zu machen. Das ist ein großes Stück wieder gewonnener Selbständigkeit. Für weniger stark Betroffene gibt es viele verschiedene Hilfs- und Bediengeräte, die man für jeden Einzelfall individuell konfigurieren und anpassen kann und muss.

Wenn man den Wagen nicht selbst steuern will oder kann, benötigt man eventuell eine Einstiegshilfe, Trittstufe, Auffahrrampe und/oder ein Rollstuhlhaltesystem. Beispiel: Für den erleichterten Transfer auf den Beifahrersitz gibt es Drehsitze, die den normalen Beifahrersitz ersetzen.

Information, Verkauf und Service: www.paravan.de
                                          www.mobi-tec.de

In einigen Fällen organisieren, bzw. vermitteln auch die normalen Autohäuser den Um- oder Ausbau, wenn man dort einen Wagen kauft. Bei einigen Automarken (z.B. VW und

Ford) erhalten Behinderte einen Werks-Rabatt beim Kauf eines Neuwagens. Für den behindertengerechten Fahrzeug-Umbau gibt es aber normalerweise keine Finanzhilfen. Die üblichen Kostenträger sehen Mobilität außerhalb des Umfelds der eigenen Wohnung als Privatvergnügen an. Immerhin kann man die Kosten in der Steuererklärung als außergewöhnliche Belastung angeben und somit von der Steuer absetzen. Siehe Kapitel 3.18. Wegen der Finanzierung des Fahrzeugs kann man mit der Hausbank verhandeln. Eventuell erhält man ein zinsgünstiges Behinderten-Darlehen. Auch beim Autokauf werden Finanzierungen angeboten.

3.16   Urlaub im Rollstuhl

Irgendwann hat man sich als Behinderter organisatorisch und mental auf seine Lebenssituation eingestellt. Die Behinderung, mit ihren gravierenden Folgen, wird immer mehr zur Routine. Es herrscht Alltag. Und der ist manchmal geprägt von zermürbender Langeweile, besonders wenn man nicht mehr arbeitet. Spätestens dann wird es Zeit, neue Höhepunkte zu erleben. Auch sind Rollifahrer häufig psychisch angeschlagen, angespannt, grüblerisch und kämpfen innerlich noch immer um die Bewältigung ihrer Behinderung. Tagesausflüge, Städtereisen und richtiger Urlaub sind perfekte Aktivitäten, die (nicht nur) einem Behinderten neue Impulse und Lebensfreude geben können. Man sollte sich unbedingt aufraffen und möglichst viel erleben und unternehmen – auch wenn das nicht mehr so ist wie in Zeiten guter Gesundheit. Man muss eben das Beste machen aus seinen Möglichkeiten.

Während manche Rollifahrer ihre Lethargie überwinden müssen, um zu reisen, gibt es für andere nur ein Limit: die Kosten. Die können schnell in die Höhe schießen, vor allem dann, wenn man als Alleinstehender eine bezahlte Reise-Begleitung benötigt. Diese wird auch **Reise-** oder **Freizeitassistenz** genannt. Wer Sozialhilfe (Hartz IV) erhält, dem bezahlt eventuell das Sozialamt eine Freizeitassistenz – häufig als Bestandteil eines Persönlichen Budgets (siehe auch Kapitel 3.7).

   Behinderte mit einem Pflegegrad, die üblicherweise Pflegegeld oder Kombinationsleistungen (Sachleistung + Pflegegeld) beziehen, können sich die Kosten für eine Reiseassistenz eventuell über das Budget der **Verhinderungspflege** erstatten lassen. Zumindest teilweise. Die Verhinderungs- oder Ersatzpflege springt ein, wenn die normale (private) Pflegekraft verhindert ist. Das ist auch der Fall, wenn der Pflegebedürftige selbst im Urlaub ist. Die Regelungen können aber je nach Pflegekasse unterschiedlich sein, bzw. unterschiedlich streng gehandhabt werden. Zur Bezahlung einer Ersatz-Pflegeperson stehen jedem Pflegebedürftigen jährlich 1.612,- Euro zu. (Pflegegrade 2 - 5). Dieser Betrag kann sich auf 2.418,- Euro erhöhen, wenn man im jeweiligen Jahr keine stationäre Kurzzeitpflege in Anspruch nimmt (siehe Kapitel 3.6). Das laufende Pflegegeld wird dabei während des Urlaubs nicht gekürzt, wenn man genau dokumentiert, dass die Zeiten der geleisteten Ersatzpflege pro (Urlaubs-) Tag acht Stunden nicht übersteigen (»stundenweise Ersatzpflege«).

Wer keine Reiseassistenz kennt, der wird möglicherweise im Internet fündig:

> www.assistenzboerse.de
> www.assistenzjobonline.de.

Viele Behinderte benötigen keine bezahlte Reiseassistenz, weil sie mit dem Partner und/oder Freunden verreisen. Wer jedoch Pflege benötigt, z.B. fürs morgendliche Waschen und Aufstehen, der kann eventuell am Urlaubsort einen **örtlichen Pflegedienst** beauftragen. So bleiben mitreisende Angehörige von diesen Aufgaben verschont und sie können ihren Urlaub genießen. Auch diese Ersatzpflege kann normalerweise über die Verhinderungspflege finanziert werden. Das geht auch, wenn die normale Pflegekraft (z.B. die Ehefrau) im Urlaub mit dabei ist. Denn die hat ja auch Urlaub und ist deshalb »verhindert«. Man sollte sich das aber vorab von der Pflegekasse bestätigen lassen.

Aber nicht nur die Leistungen professioneller Pflegedienste können über die Verhinderungspflege erstattet werden. Im Prinzip kann jeder beliebige Reisebegleiter die Ersatzpflege übernehmen. Das vereinbarte Honorar kann man sich dann hinterher als Verhinderungspflege erstatten lassen. Man muss natürlich entsprechende Belege, bzw. ausgefüllte Formulare, vorlegen.

Voraussetzungen für eine volle Kostenerstattung der Verhinderungspflege: Die Ersatz-Pflegekraft ist mit dem Pflegebedürftigen nicht verwandt oder verschwägert und die Ersatzpflege am Urlaubsort dauert weniger als acht Stunden pro Tag. Eine private Ersatz-Pflegekraft sollte man vorübergehend als Minijobber anmelden – sonst ist das Schwarzarbeit.

Beratung und die entsprechenden Antragsformulare gibt es bei der jeweils zuständigen Pflegekasse.

Beispiele für örtliche Pflegedienste, die auch Urlauber betreuen:

   www.zlatneruke.hr (Pula, Kroatien)
   www.lero.net (Los Christianos, Teneriffa)
   www.binschonda.de (Berlin-Karlshorst)

Die allermeisten Pflegebedürftigen nehmen das Geld für die Verhinderungspflege gar nicht in Anspruch. Sie verschenken einfach so 2.418,- Euro. Das ist viel Geld, das man sich mit ein bisschen Papierkrieg holen kann.

Das Angebot an Reisen für Behinderte ist vielfältig und unüberschaubar. Man kann sich die mühsame Suche nach einer barrierefreien Unterkunft ersparen, wenn man das einem Reisebüro überlässt, das sich auf Reisen für Behinderte spezialisiert hat. Das Reisebüro kümmert sich auch um Dinge wie

den Transport des Rollstuhls, den Transfer zwischen Flughafen und Hotel, die Organisation der Pflege am Urlaubsort, das
Ausleihen von Hilfsmitteln usw.

Beispiele für solche Reisebüros:
    www.runa-reisen.de
    www.yat-reisen.de
    www.handicap-mallorca.com
    www.rollstuhlundbehindertenurlaub.de
    www.marysol.de (spezialisiert auf das Behinderten-Hotel
    Mar y Sol auf Teneriffa)

Aber auch viele normale Reisebüros organisieren Reisen für
Behinderte. Diese sollte man aber nicht übers Internet
buchen. Denn bei Internet-Angeboten für Nicht-Behinderte

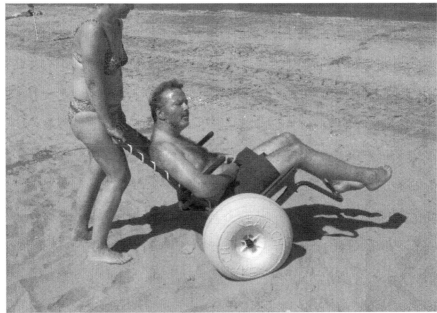

Abb. 32: Ein schwimmfähiger Strand-Rolli (J.O.B., im Internet bestellbar)

sind spezielle Dienstleistungen normalerweise nicht buchbar.

Beispiele für Behinderten-Urlaube:

Städtereise nach Berlin: Das Hotel Mit-Mensch in Berlin-Karlshorst ist speziell für die Bedürfnisse behinderter Menschen eingerichtet. Es liegt nur 15 S-Bahn-Minuten vom Alexanderplatz entfernt und ist die perfekte Basisstation für einen Berlin-Besuch. Ein Pflegedienst kann gebucht werden.
   Info und Buchung: www.mit-mensch.com

Kreuzfahrt: Die meisten Kreuzfahrt-Schiffe sind mit einigen barrierefreien Kabinen ausgestattet. Die sind größer und haben eine befahrbare Dusche. Bei Costa-Kreuzfahrten kann man auch einen Dusch-Toilettenstuhl ausleihen. Aber einen

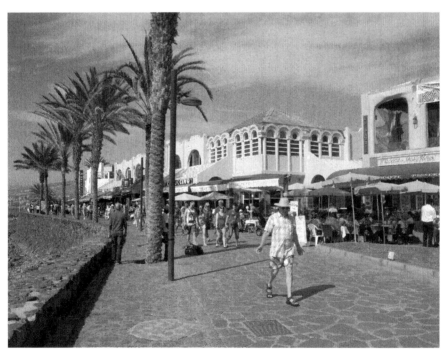

Abb. 33: Die barrierefreie Strand-Promenade in Los Christianos auf Teneriffa

Pflegedienst gibt es auf einem Schiff natürlich nicht. Rollstuhl-Fahrer kommen auf einem Kreuzfahrt-Schiff sehr gut zurecht. Man sollte die Kreuzfahrt nicht im Internet, sondern in einem Reisebüro buchen, wenn man eine barrierefreie Kabine benötigt.

Info: www.costakreuzfahrten.de

Das Hotel Mar y Sol in Teneriffa: Der Ort Los Christianos im Südwesten der Kanaren-Insel Teneriffa hat ein perfektes Klima. Es herrschen ganzjährig milde Temperaturen und der Ort liegt windgeschützt zwischen kleineren Bergen und dem Meer. Außerdem gibt es einen für Rollstuhl-Fahrer zugänglichen Strandabschnitt mit befahrbaren Holzplanken. Die ca. 10 km lange Strandpromenade ist komplett barrierefrei befahrbar. Dort herrscht reges Leben. Wohl kein weiterer europäischer Urlaubsort hat sich derart konsequent auf Behinderte einge-

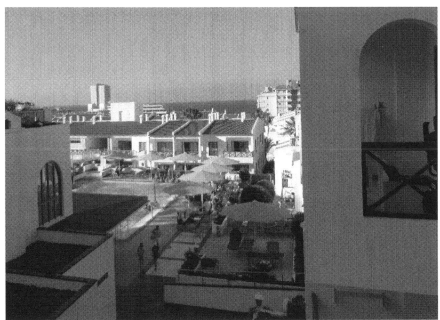

Abb. 34: Das Behinderten-Hotel Mar y Sol in Los Christianos

stellt. Der Ort ist zudem eine gute Basis für Ausflüge, z.B. zum nahe gelegenen Vulkan Teide, und für Bootstouren zur Wal-Beobachtung.

Der Flughafen Teneriffa-Süd liegt nur 15 Kilometer entfernt. Dort kümmert sich ein spezieller Dienst ganz wunderbar um behinderte Flugreisende. Starke Jungs setzen auch völlig gelähmte Rollstuhlfahrer zuverlässig in den Flugzeugsitz.

Das Hotel Mar y Sol hat sich spezialisiert auf Gäste mit besonderen Bedürfnissen. Angeschlossen ist ein Pflegedienst mit Hilfsmittel-Verleih und Fahrdienst (www.lero.net) sowie eine Praxis für Krankengymnastik, bzw. für medizinisch-thera-peutischen Anwendungen (www.teralava.org). Die Kosten für Pflege und Therapie werden normalerweise von der deut-schen Krankenkasse erstattet, denn Teneriffa gehört zu Spanien und damit zur EU. Fast alle Ansprechpartner sind

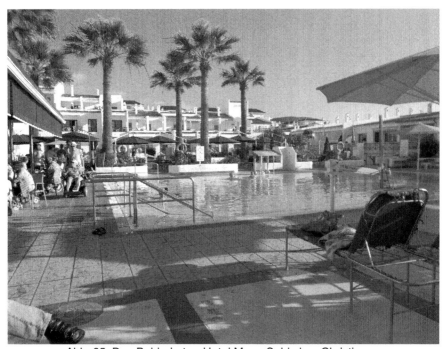

Abb. 35: Das Behinderten-Hotel Mar y Sol in Los Christianos

deutschsprachig. Das Meer ist nur wenige Hundert Meter vom Hotel entfernt, aber es sind in der Hotelanlage zwei Pools vorhanden. Ein Bademeister hievt mit einem Lifter auch völlig gelähmte Rollifahrer ins Becken. Überhaupt ist das Personal extrem hilfsbereit und zuvorkommend. Der perfekte Service entlastet pflegende Angehörige, so dass diese ebenfalls ihren Urlaub genießen können. Hier fühlen sich auch »auffällig« behinderte Menschen wohl, die sich eventuell in der Öffentlichkeit gehemmt fühlen – besonders auch beim Essen. Trotz der zahlreichen Gäste herrscht eine herzlich-familiäre Atmosphäre. Etliche Gäste verbringen den gesamten Winter oder gar mehrere Jahre im Mar y Sol.

Beratung und Buchung in Deutschland: www.marysol.de

3.17 Beschäftigung, Zeitvertreib, Lebensqualität

Mit viel Mühe und Aufwand wird in der Reha versucht, den Körper wieder einigermaßen funktionsfähig zu machen. Anschließend beginnt dann für viele der neue Lebensabschnitt als arbeitsunfähiger Behinderter. Man ist vielleicht allein in einem Pflegeheim und leidet darunter, dass einen plötzlich keiner mehr braucht. Man hat eventuell viel freie Zeit und kommt in der ersten Zeit immer wieder ins Grübeln. Darüber, was man nun mit seiner Zeit anfängt. Auch über die großen Fragen des Lebens. Darüber, welchen Sinn man seinem Leben als Behinderter geben kann. Man fragt sich vielleicht, ob das eigene Ich noch dasselbe ist, nachdem der Körper seinen Dienst versagt hat. Manche Menschen suchen nach Antworten in der Religion, Esoterik oder Philosophie. Andere stellen nüchtern fest, dass es so etwas wie einen Lebenssinn nicht gibt: Wir sind hier, weil unsere Vorfahren Fortpflanzungserfolg hatten. Nicht mehr und nicht weniger. Sie suchen weniger nach einem übergeordneten Lebenssinn, sondern eher nach einer befriedigenden Beschäftigung. Manche überlegen, wie sie vergangenes Leid vergessen können und wie sie den Beginn dieses neuen Lebensabschnitts als echten Neuanfang anpacken können.

Wie auch immer man diese Fragen für sich beantwortet, man muss sich jeden Morgen aufs Neue überlegen, was man mit dem Tag anfängt. Allzu leicht geraten manche in einen Trott. Sie lassen sich treiben zwischen Fernsehen und Essenszeiten. Haben das Gefühl, dass die Zeit quälend langsam vergeht. Ein Gefühl der Leere macht sich breit. Man empfindet die endlosen Stunden als eine Art Wartezeit. Aber, worauf? Es ist das Leben, das an einem vorbeigleitet! Im

Nachhinein stellt man immer kopfschüttelnd fest, dass die Zeit wahnsinnig schnell vergangen ist.

Viele Menschen belasten sich zusätzlich, indem sie sich ständig über irgendetwas **Sorgen** machen: über Alltagsprobleme, übers Geld usw. Dieses ständige Sorgenmachen kann über die Psyche sogar die körperliche Gesundheit beeinträchtigen. Die Umstände, die zur Behinderung geführt haben, waren nicht vorhersehbar. Vorsorge war nicht möglich oder war versäumt worden. Jetzt, da die Behinderung zur unabänderlichen Tatsache geworden ist, richtet sich die Sorge auf das Unvorhersehbare in der weiteren Zukunft. Dahinter steht wohl die »Ursorge« des Menschen: der ungewisse Zeitpunkt des eigenen Todes. Glücklich ist, wer seine Sorgen vergessen kann und wer die Unvorhersehbarkeit der Zukunft gelassen akzeptiert.

Das Grübeln und Sorgenmachen darf nicht überhandnehmen. Dabei hilft es einem, wenn man in ein stabiles soziales Umfeld eingebunden ist und aktiv am Leben teilnimmt. Ob Familie oder Freunde: In Gesellschaft fühlen wir uns wohl. Gemeinsame Unternehmungen machen Spaß und halten ab von negativen Gedanken und Lethargie. Das können auch Alltags-Beschäftigungen sein, wie gemeinsames Einkaufen.

Allein verbrachte Zeit muss man nicht unbedingt mit Grübeln verbringen oder passiv vor dem Fernseher absitzen. Ein gutes Buch vertreibt nicht nur die Langeweile. Es kann auch neue Erkenntnisse bringen, den Horizont erweitern und die Hirnzellen auf Trab bringen.

Aber das Allerwichtigste für viele Behinderte: der **Computer**. Durch soziale Netzwerke, wie zum Beispiel Facebook, kann ein Computer das soziale Umfeld enorm erweitern. Man kann Menschen treffen, die ähnliche Interessen und Probleme haben. Man kann an Foren teilnehmen, die solchen Menschen eine Kommunikations-Plattform bieten. Man kann Chat-Nachrichten austauschen und sich über Video-Telefon (Skype) unterhalten und sich dabei auf dem Bildschirm sehen.

Darüber hinaus kann man am Computer Büroarbeiten erledigen, Musik hören, Filme anschauen, Briefe und E-Mails schreiben, alte Freunde aufspüren, zu jedem Thema Informationen suchen, Bücher und die Tageszeitung lesen, Erinnerungsfotos anschauen, Bankgeschäfte erledigen und Rechnungen bezahlen, weltweit einkaufen, sich weiterbilden, die Steuererklärung ausfüllen ... Für viele dieser Tätigkeiten genügt sogar ein kleines Smartphone oder ein Tablet-Computer mit WLAN. Dazu muss man kein Computer-Spezialist sein. Diese Geräte kann nach einer kurzen Einführung praktisch jeder bedienen. Deshalb hat manchmal sogar Aldi vernünftige Geräte im Angebot.

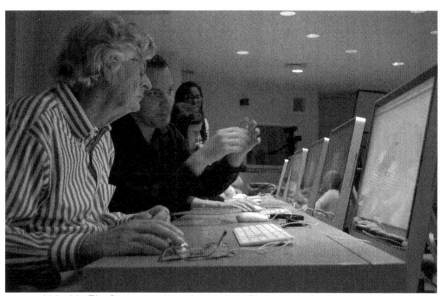

Abb. 36: Ein Computer-Kurs hält geistig fit und erweitert den Horizont

Jeder Mensch hat mehr oder weniger das soziale Bedürfnis nach **Anerkennung**, Wertschätzung und Respekt. Wir alle wollen das Gefühl haben, aus Sicht der uns umgebenden Menschen liebenswert und wertvoll zu sein. Manche behinderte Menschen halten sich selbst für unzulänglich, haben dadurch wenig Selbstvertrauen und ein mangelndes Selbstwertgefühl. Das redet man sich freilich nur ein – es hat normalerweise nichts zu tun mit tatsächlicher Ablehnung oder Geringschätzung durch andere. Diese Minderwertigkeitsgefühle können einhergehen mit Depressionen – besonders bei Schlaganfall-Patienten. Siehe auch Kapitel 3.3. Deshalb tut Behinderten Anerkennung doppelt gut. Andererseits darf man sich nicht von Anerkennung abhängig machen. Sonst steht man immer unter dem Druck, anderen gefallen zu müssen; ständig seinen Wert unter Beweis stellen zu müssen. Menschen mit einem gesunden Selbstwertgefühl achten nicht ständig darauf, was andere über sie denken. Andererseits sind sie aber auch keine einsamen Wölfe, die nicht auf ihre Mitmenschen eingehen.

Im Allgemeinen erhält Anerkennung, wer eine »achtenswerte« Leistung erbringt. Dies kann auf vielfältige Weise geschehen: Ehrenamt im Verein, familiäre oder berufliche Tätigkeit – das Übernehmen irgend einer »sinnvollen« Aufgabe. Dies stärkt das Selbstwertgefühl, kann ein Glücksgefühl hervorrufen und letztendlich zu einer neuen Lebensqualität beitragen. Es geht also um weit mehr als um das Finden eines geeigneten Zeitvertreibs.

3.18   Behinderung in der Steuererklärung

Durch eine Behinderung entstehen zwangsläufig finanzielle
Belastungen. Der Staat unterstützt Behinderte unter anderem
mit **Steuererleichterungen**.[1] Die durch die Behinderung entstehenden Kosten können vom zu versteuernden Einkommen
abgezogen werden. Die Steuerlast verringert sich entsprechend. Das Thema Steuern betrifft alle Deutschen, deren
gesamtes Einkommen über dem **steuerfreien Existenzminimum** liegt. Dieses steuerfreie Existenzminimum wird auch
Grundfreibetrag genannt. Der Grundfreibetrag stellt sicher,
dass das für das Existenzminimum nötige Einkommen nicht
durch Steuern gemindert wird. Er liegt 2017 bei 8.822,- Euro
im Jahr für Alleinstehende und bei 17.644,- Euro für Verheira-
tete. Der Betrag bezieht sich auf das gesamte zu versteuernde Einkommen.

  Wenn ein Behinderter Rente erhält, ist er – wie alle Rentner
– zur Abgabe einer **Steuererklärung** verpflichtet. Denn auch
Rente ist ein Einkommen und wird seit 2005 bei der
Auszahlung besteuert. Ausnahme: Liegt das gesamte Einkommen unter dem steuerfreien Existenzminimum, dann kann
man sich eventuell von der Pflicht zur Abgabe der Steuererklärung befreien lassen. Wer trotz höherer Einkünfte keine
Steuererklärung abgibt, dem drohen früher oder später Probleme mit dem Finanzamt. Denn in Zeiten digitaler Daten-
verarbeitung bleiben dem Amt kaum noch Einkünfte verbor-
gen. Im schlimmsten Fall drohen Nachzahlungen und Ver-
zugszinsen für die zurückliegenden Jahre. Aber auch, wenn
das Einkommen über dem Grundfreibetrag liegt, heißt das
noch lange nicht, dass man tatsächlich Steuern bezahlen

---

[1]   Vgl. www.steuertipps.de/lexikon/b/behinderte

muss. Allerdings stiegen 2016 die Renten stärker an als der
Grundfreibetrag. Dadurch lag dann bei etlichen Rentnern das
Einkommen über dem steuerfreien Existenzminimum und sie
müssen erstmals Steuern bezahlen.

Anders als berufstätige Steuerzahler müssen Rentner ihre
Steuerabgaben nicht monatlich bezahlen. Stattdessen geben
sie einmal im Jahr ihre Steuererklärung ab und erhalten dann
vom Finanzamt einen Steuerbescheid. Ob Rentensteuer
nachbezahlt werden muss, hängt ab von der Höhe der Einkünfte, vom Jahr des Rentenbeginns und von der Höhe der
Frei- und Pauschbeträge sowie der steuerlich abzugsfähigen
Ausgaben. Das gilt genauso für Rentner mit anerkannter
Behinderung. Der Lohn aus einem Minijob muss nicht in der
Steuererklärung angegeben werden, wenn der Arbeitgeber die
pauschale Lohnsteuer schon bezahlt hat.

In der Steuererklärung kann man unter »**Außergewöhnliche
Belastungen**« die tatsächlich durch die Behinderung entstan-
denen Kosten auflisten. Im Behördendeutsch geht es hierbei
um »Aufwendungen für die Hilfe bei den gewöhnlichen und
regelmäßig wiederkehrenden Verrichtungen des täglichen
Lebens«, bzw. um »behinderungsbedingte Mehraufwendun-
gen«. Diese Kosten muss man im Einzelnen mit Belegen
nachweisen. Das Finanzamt erkennt aber nur die Kosten an,
die die zumutbare Eigenbelastung übersteigen. Je nach Einkommen und Lebenssituation werden Kosten in Höhe von 1 -
7 Prozent des Einkommens als zumutbar angesehen. Also nur
außergewöhnliche Belastungen, die über der Zumutbarkeits-
grenze liegen, verringern das zu versteuernde Einkommen.

Wem das Sammeln von Belegen zu mühsam ist, oder wer
nicht so hohe Kosten hat, der kann stattdessen eventuell den

Behinderten-**Pauschbetrag** geltend machen. Dessen Höhe ist abhängig vom Grad der Behinderung (GdB) und vom Merkzeichen. Derzeit liegt er zwischen 310,- und 3.700,- Euro. Der Pauschbetrag wird ohne Kürzung um die zumutbare Eigenbelastung angesetzt. Bei Arbeitnehmern kann der Pauschbetrag für behinderte Menschen bereits im Lohnsteuerabzugsverfahren geltend gemacht werden.

Man kann also zusätzlich zum Pauschbetrag keine Einzelkosten als außergewöhnliche Belastungen geltend machen. Ausnahme: einmalige, größere Einzel-Ausgaben, wie zum Beispiel einen behindertengerechten Fahrzeugumbau oder erforderliche Umbauten im Haus (»**außerordentliche Kosten**«).

Außerdem kann man, je nach GdB, ohne Beleg pauschale **Fahrtkosten** als außergewöhnliche Belastung angeben. Bei einer Behinderung von mindestens 70 % mit Gehbehinderung (Merkzeichen G) sind das 900,- Euro, bei den Merkzeichen aG, Bl und H sind das sogar 4.500,- Euro.

Pauschbetrag und außergewöhnliche Belastungen sind wesentliche Punkte in der Steuererklärung von Behinderten. Daneben gibt es noch einige Regelungen für besondere Fälle. Deshalb – und weil sich das Steuerrecht laufend ändert – sollte man sich vor Abgabe der Steuererklärung umfassend informieren. Oder man überlässt diese Arbeit einem Steuerberater. Wer seine Steuererklärung selbst am Computer ausfüllen und papierlos übers Internet ans Finanzamt übermitteln möchte, der tut das am besten mit »**ElsterFormular**«. Das sind die elektronischen Formulare der Steuerverwaltung. Die kann man kostenlos herunterladen auf www.elster.de. Elster-Formular ist immer aktuell und einfach anzuwenden. Es sind praktisch keine Vorkenntnisse erforderlich. Beim Ausfüllen wird man Schritt für Schritt angeleitet. ElsterFormular überprüft vor der Übermittlung der eingegebenen Daten, ob alles richtig ausgefüllt ist (Plausibilitätsprüfung). Außerdem sieht man schon beim Ausfüllen, ob man Steuern nachzahlen muss, oder ob eine Rückerstattung zu erwarten ist.

Eine andere Form der Steuerentlastung betrifft die **Kraftfahrzeugsteuer**: Behinderte können beim Hauptzollamt beantragen, dass sie von der Kfz-Steuer ganz oder teilweise befreit werden. Das steuerbefreite Fahrzeug muss auf den Behinderten zugelassen sein und darf dann nicht mehr von anderen Personen, beziehungsweise für andere Zwecke benutzt werden.

4. Perspektiven für das Alter

4.1 Behinderung im Alter

Wenn man als relativ junger Mensch im Rollstuhl sitzt, dann ist das alles andere als ein Vergnügen. Dieses ganze Buch beschäftigt sich damit, wie man als Behinderter seine Situation bewältigen kann. Wenn aber ein behinderter Mensch altert, dann stellt das möglicherweise enorme Anforderungen – an die Betroffenen, an die Pflegekräfte und ans Bankkonto. Die Kombination von Behinderung, Gebrechlichkeit und/oder Demenz verschärft die ganze Situation drastisch. Durch den technischen Fortschritt in der Medizin werden auch Behinderte immer älter. Heute sind schon drei Viertel der Behinderten über 55 Jahre alt. Daher verlangt der Alterungsprozess behinderter Menschen immer mehr Aufmerksamkeit von allen beteiligten Seiten. Im Prinzip haben alternde Rollifahrer die gleichen Gesundheitsprobleme wie alle Alten. Sie machen sich aber in der Regel früher bemerkbar und sind stärker ausgeprägt. Außerdem entstehen oft zusätzliche, situationsbedingte Beschwerden, wie Rückenprobleme und wundgesessene Stellen.

   Aber nicht nur die Gesundheitsprobleme des Alters sind zu bewältigen. Es stellt sich auch die Frage, wie die häusliche Pflege organisiert werden kann, wenn die pflegenden Angehörigen ebenfalls alt und gebrechlich werden. Die Besuche eines ambulanten Pflegedienstes können das nicht immer ausgleichen. Und stationäre Pflegeheime oder angestellte (osteuropäische) Pflegekräfte sind sehr teuer. Die stationäre

Pflege führt nicht selten zum finanziellen Ruin des Betroffenen und eventuell der ganzen Familie. Diese Problematik betrifft auch viele nicht-behinderte Menschen in den letzten Lebensjahren.

Das Ziel ist natürlich, möglichst beschwerdefrei zu altern und den alterungsbedingten, zusätzlichen Leistungsabfall so lange wie möglich hinauszuzögern. Um einigermaßen beschwerdefrei alt zu werden, müssen sich Betroffene also frühzeitig und weitaus intensiver als Nicht-Behinderte um eine **gesunde Lebensweise** bemühen. Damit haben sich vorangegangene Kapitel dieses Buchs ja intensiv beschäftigt.

4.2 Wie lange kann das gutgehen?

Wie alt kann man mit Behinderung werden? Natürlich drängt sich diese Frage auf, wenn man erleben muss, wie einen der eigene Körper im Stich lässt.

Die Frage nach der durchschnittlichen **Lebenserwartung** von Rollstuhlfahrern lässt sich nicht eindeutig beantworten. Die Behinderungen und Lebensweisen sind ja sehr unterschiedlich. Auch die Psyche und der Geisteszustand spielen eine Rolle. Es gibt deshalb keine Langzeit-Studien, die alle Einflussfaktoren berücksichtigen.

Generell kann man sagen, dass geistig und/oder körperlich behinderte Menschen im Durchschnitt deutlich früher sterben als Menschen ohne Behinderung.[1]

Studien zur Lebenserwartung von **Schlaganfall-Patienten** belegen, dass diese Menschen im Durchschnitt wesentlich früher sterben. Wie früh, hängt aber natürlich von den individuellen Gegebenheiten ab. Eine Studie aus den USA kommt zu folgendem Ergebnis: 25 % der Schlaganfall-Patienten sterben innerhalb von 30 Tagen. Dabei spielt nicht nur eine Rolle, wie gravierend der Schlaganfall war. Häufige Todesursache sind auch Komplikationen wie Lungenentzündung oder Harnwegsinfektion. Von den Überlebenden der Akutphase erleiden 16 % innerhalb von 12 Monaten einen erneuten Schlaganfall. Vor allem Diabetiker haben auch in den weiteren Jahren ein hohes Schlaganfall-Risiko. Bei Nicht-Diabetikern werden allgemein Herz-Kreislauf-Erkrankungen zur häufigsten Todesursache. Gemäß der zitierten Studie erhöhen folgende

---

[1] Vgl. www.lifeexpectancy.org/articles/eyman2.pdf

Faktoren die Sterblichkeit (Mortalität) nach einem Schlagan-
fall: zunehmendes Alter, Herzprobleme, vorangegangene
Schlaganfälle, Gefäßkrankheiten, Rauchen, Alkohol, hohe
Blutzuckerwerte sowie Bluthochdruck.

Nach fünf Jahren sind in den USA nur noch 40 % der
Betroffenen am Leben, die Hälfte davon behindert. Die
Lebenserwartung kann laut Studie steigen, wenn man durch
geeignete Maßnahmen das Risiko für Herz-Kreislauf-Erkrankungen reduziert[1]. Das sind vor allem die in diesem Buch
angesprochen Themen: Ernährung, die Versorgung mit Vitalstoffen, Bewegung ...

Bei einem Drittel der Schlaganfall-Patienten entwickelt sich
eine mehr oder weniger schwere Depression (PSD) [2]. Siehe
Kapitel 3.3. Auch das kann die Sterblichkeit erhöhen.

Zur Lebenserwartung von **Querschnittgelämten** gibt es eine
neue, detaillierte Langzeit-Studie aus den USA. Demnach ist
die Sterblichkeit im ersten Jahr signifikant erhöht. Die Höhe
des geschädigten Rückenmarksegments (Läsionshöhe) hat
einen großen Einfluss auf die Lebenserwartung. Zum Verg-
leich: Ein gesunder 40jähriger hat durchschnittlich noch 40,6
Lebensjahre vor sich. Sind nur die Beine von der Lähmung
betroffen (Paraplegie), dann verringert sich die Lebenserwartung auf 28,1 Jahre. Sind Ober- und Unterkörper betroffen
(Tetraplegie, C1 - C4), dann bleiben im Durchschnitt noch 21
Lebensjahre. Sollte eine künstliche Beatmung notwendig sein,
dann sind es 12,6 Jahre. Diese Zahlen gelten für Patienten,
die das erste Jahr überlebt haben. Die Studie enthält auch

[1]   Vgl. www.ncbi.nlm.nih.gov/pubmed/12698014
[2]   Vgl. www.psychosoziale-gesundheit.net/psychiatrie/depression_nach_schlaganfall.html

Zahlen von Menschen, die bei Eintritt der Schädigung 20 bzw. 60 Jahre alt waren [1].

Die Todesursachen von Querschnittgelämten sind häufig: Lungenentzündung, Infektionen durch die Beatmung, Harnwegsinfektionen durch das Katheterisieren und/oder durch ständig in der Blase verbleibenden Restharn, Antibiotika-Resistenz bzw. Anfälligkeit gegen multiresistente Keime. Auch Blasen- und Prostatakrebs kommt angeblich häufiger vor als bei der Durchschnittsbevölkerung. Ebenso Diabetes.

Nach einigen Jahren mit eingeschränkter Bewegung rückt ein Problem in den Vordergrund, das auch vielen Nicht-Behinderten das Leben kostet: **Bewegungsmangel**. Generell gilt die Feststellung: **Wer viel sitzt, ist früher tot.** Was für unsportliche Büroangestellte gilt, gilt erst recht für Rollstuhlfahrer: Bewegungsmangel begünstigt **Herz-Kreislauf-Erkrankungen** aller Art. Außerdem gelangt weniger Sauerstoff ins Gehirn. Der Stoffwechsel fährt zurück und der Körper kann Stress-Symptome zeigen. Bewegungsmangel verändert die Hormon-Konzentration im Blut, dies erhöht beispielsweise die Gefahr, an Diabetes zu erkranken [2]. Wer sich wenig bewegt, hat große Chancen, frühzeitig an einem Herzinfarkt, Schlaganfall, an Arterienverkalkung usw. zu sterben. Erkrankungen am Herz-Kreislauf-System sind mit weitem Abstand die häufigste Todesursache in Deutschland. Das bedeutet, dass der frühere Tod von behinderten Menschen oft gar nicht von der ursprünglichen Krankheit verursacht wird.

Angeblich sind 80 % der über 70-jährigen Deutschen übergewichtig. Das betrifft vor allem Menschen mit geringerem

---

[1] Vgl. www.nscisc.uab.edu/Public/Facts%202016.pdf
[2] Vgl. TV-Sendung SWR-Odysso vom 21.04.16

Einkommen. »Je reicher, desto schlanker«.[1] Wenn diese dicken Menschen dann auch noch bewegungslos im Rollstuhl sitzen, dann ist ein früher Tod vorprogrammiert.

Zur Vermeidung von Herz-Kreislauf-Erkrankungen wurde in diesem Buch schon einiges gesagt. Folgende Punkte sind hier maßgeblich:

- Möglichst viel **Bewegung** (z.B. am Motomed).
- Kein **Übergewicht** (zum Thema Ernährung siehe Kapitel 3.10).
- Die Versorgung mit **Vitalstoffen**, vor allem mit Omega-3-Fettsäuren, Magnesium und Arginin (siehe Kapitel 3.13).
- Der (weitgehende) Verzicht auf **Alkohol, Nikotin** und **Zucker**.

Auch die **Psyche** hat großen Einfluss auf die Lebenserwartung. Das gilt natürlich nicht nur für Rolli-Fahrer. Wer positiv denkt, voller Lebenslust sorgen- und angst- und stressfrei seine Tage verbringt, wer entspannt das Schöne am Leben genießt – der lebt im Durchschnitt länger.

---

[1] Süddeutsche Zeitung vom 26.01.16

4.3 Der selbstbestimmte Tod

4.3.1 Die Patientenverfügung

Früher starben die meisten alten und/oder kranken Menschen zuhause, im Kreis der Angehörigen. Heute sterben viele im Krankenhaus, bis zuletzt angeschlossen an lebenserhaltende Apparate. Durch die moderne Gerätemedizin wird aber möglicherweise nur das Leiden unendlich verlängert – ohne jegliche Aussicht auf eine Besserung des Zustands. Der Prozess des Sterbens wird oft auf unerträgliche Weise in die Länge gezogen. Es passiert, was viele befürchten: Das Sterben wird ein schwieriger, langwieriger Vorgang. Um das zu vermeiden, hinterlegen immer mehr Menschen in besseren Tagen eine **Patientenverfügung**. Das ist ein Schriftstück, in dem man festlegt, was passiert, wenn man irgendwann seinen Willen nicht mehr äußern kann. In erster Linie geht es dabei um die **Verweigerung lebensverlängernder Maßnahmen** im Fall einer tödlich verlaufenden Krankheit. Mit einer Patientenverfügung wahrt man also sein Mitspracherecht in dieser letzten Lebensphase. Man behält bis zuletzt die Kontrolle über sein Leben. Selbstbestimmt bis zum Ende.

Neben der Patientenverfügung sollte man zusätzlich eine **Vorsorgevollmacht** erstellen. Darin kann man festlegen, dass im Ernstfall eine Vertrauensperson bestimmte Rechtsgeschäfte im Namen des Patienten tätigen darf. Näheres dazu in Kapitel 1.3.2. Der Bevollmächtigte (oder eventuell ein gesetzlicher Betreuer) hat auch die Aufgabe, »dem in der Patientenverfügung geäußerten Willen Ausdruck und Geltung verschaffen« (§ 1901a Abs. 1 Satz 2 BGB).

Seit 2009 ist in Deutschland gesetzlich geregelt, dass der Patientenwille für den Arzt maßgeblich ist. Wenn eine Patientenverfügung vorliegt, muss der behandelnde Arzt entsprechende ärztliche Maßnahmen vorschlagen und mit dem Bevollmächtigten oder Betreuer besprechen. Der Patientenwille ist dabei nicht nur zu berücksichtigen, sondern er bildet die Entscheidungsgrundlage.

In der Praxis gibt es dabei allerdings immer wieder Probleme. Vor allem mit Ärzten und Krankenhäusern, die sich als »christlich« bezeichnen. Sie weigern sich nicht selten, den Patientenwillen zu respektieren. Rigoros werden selbst völlig sinnlose lebensverlängernde Maßnahmen als »christliches Gebot« bezeichnet. Auf der anderen Seite soll es fundamentalistische Christen geben, die auch die lebensverlängernden Maßnahmen als »Eingriff in Gottes Wege« bezeichnen. Sie wollen »den natürlichen Verlauf abwarten und die Sache Gott überlassen«. Beide Einstellungen widersprechen jeglicher Vernunft sowie der medizinischen und rechtlichen Sachlage. In so einem Fall sollte man sofort den Arzt oder das Krankenhaus wechseln. (Nicht nur) in dieser finalen Lebensphase braucht man Ärzte, die einem mit Vernunft, Augenmaß und gesundem Menschenverstand zur Seite stehen.

Ausfüllbare Vordrucke für die Vorsorgevollmacht und Textbausteine zum Verfassen einer persönlich angepassten Patientenverfügung findet man zum Herunterladen auf der Homepage des Bundesministeriums der Justiz und für Verbraucherschutz: www.bmjv.de.

Viele Menschen verfassen also vorsorglich, wenn sie noch gesund sind, eine Vorsorgevollmacht und eine Patientenverfügung. Normalerweise genügt es, diese Schriftstücke zu unterschreiben und sicher zu verwahren – natürlich so, dass sie im Ernstfall gefunden werden. Manchmal kommen Zweifel auf, ob ein Betroffener diese wichtigen Schriftstücke auch wirklich selbst unterschrieben hat. Denn so mancher Angehörige oder Verwandte ist mit den darin festgelegten Regelungen gar nicht einverstanden. Besonders, wenn es um Vollmachten geht, welche die Finanzen betreffen. Deshalb ist es sinnvoll, die Dokumente im Beisein eines Notars zu unterschreiben (**notarielle Beglaubigung**). Das kostet nicht viel und bringt Sicherheit.

Auf jeden Fall sollten Vorsorgevollmacht und Patientenverfügung beim **Zentralen Vorsorgeregister** der Bundesnotarkammer registriert werden. Im Notfall schauen die Ärzte dort nach, ob solche Dokumente vorliegen. Beim Zentralen Vorsorgeregister liegen nicht die Dokumente selbst. Die Datenbank gibt Auskunft über deren Vorhandensein und über den Namen eines Bevollmächtigten. Man kann auch einen Kommentar hinterlegen, z.B. über den Aufbewahrungsort der Dokumente.

Information und Registrierung: www.vorsorgeregister.de.

4.3.2 Sterbehilfe

Sterbehilfe kann darin bestehen, lebenserhaltende Geräte abzuschalten, aber auch darin, einen Selbstmord (Suizid) zu begleiten oder eine Tötung auf Verlangen durchzuführen.

Das Abbrechen lebensverlängernder Behandlungsmaßnahmen bezeichnet man als passive Sterbehilfe. Die Behandlung ist dann nur noch darauf ausgerichtet, die Lebensqualität in der verbleibenden Zeit zu verbessern (Palliativmedizin). Man lässt also dem natürlichen Sterbeprozess seinen Lauf. Häufig haben die Betroffenen zuvor in einer Patientenverfügung festgelegt, dass lebensverlängernde Maßnahmen unterbleiben sollen, wenn keine Aussicht auf Heilung besteht und sie ihren Willen nicht mehr selbst äußern können.

Eine andere Art von Sterbehilfe ist die Beihilfe zum Selbstmord (Assistierter Suizid). Meistens läuft das so ab, dass eine Vertrauensperson ein Mittel zur Selbsttötung besorgt und bereitstellt. Der Betroffene muss den letzten Schritt, z.B. die Einnahme tödlich wirkender Medikamente, jedoch selbst tun. Sonst wird das als Mord bestraft. Die Beihilfe zum Selbstmord ist in Deutschland keine Straftat, wenn der Helfer ein Angehöriger oder eine nahestehende Person ist und in einer Ausnahmesituation handelt. Man muss jedoch sorgfältig darauf achten, dass man keine »aktive Hilfestellung bei der Selbsttötung« leistet. Da macht man sich auf jeden Fall strafbar. Aber auch, wenn man die tödlich wirkenden Medikamente nur bereitstellt, riskiert man eine Anzeige wegen unterlassener Hilfeleistung und/oder wegen eines Vergehens gegen das Betäubungsmittelgesetz. Eine ärztliche Suizidbeihilfe ist gemäß neuester Gesetzeslage weiterhin nicht erlaubt.

Von aktiver Sterbehilfe spricht man, wenn der Tod aktiv herbeigeführt wird, nachdem der Patient einen entsprechenden Willen geäußert hat (Tötung auf Verlangen). Das wird in Deutschland auf jeden Fall als Mord bestraft, mit bis zu fünf Jahren Haftstrafe.

Ein Sterbewilliger hat also kaum eine Möglichkeit, Beistand zu finden. Der Wunsch nach einem selbstbestimmten Tod wird vom Staat nur wenig respektiert.

4.3.3 Selbstmord

»Aber wie kann man sich freiwillig entschließen, unsere Fülle gegen dieses endlose Nichts einzutauschen? [...] Warum nicht? Wenn es einem so schlecht geht [...], was sind dann ein paar Jahre mehr oder weniger?«[1]

Selbstmord? Wegen der Behinderung? Nein, auf keinen Fall! Selbstmord ist allenfalls ein Thema, wenn es darum geht, einen bereits begonnenen Sterbeprozess abzukürzen und damit unerträgliche Qualen zu beenden. Pflegenotstand, Depressionen, Einsamkeit, Armut etc. sollten und dürfen keinesfalls Grund sein für einen Sterbewunsch. In solchen Fällen ist jede erdenkliche Hilfe zu leisten – durch Betreuer, Angehörige, aber auch durch die Gesellschaft allgemein.

Die Ärzte tun alles, um einen Patienten möglichst lange am Leben zu erhalten. Das ist ihr Job. Was aber, wenn der Patient das gar nicht mehr will? Oder wenn er es einfach nicht mehr aushalten kann? Zum Beispiel, wenn ihn unerträgliche Schmerzen quälen, wenn der Körper zerfällt – ohne jede Aussicht auf Heilung. Nicht jeder Patient möchte oder kann eine tödliche Krankheit bis zum unausweichlichen, qualvollen Ende durchleben. Aber es hilft nichts: Man kann den Arzt nicht einfach bitten, einem beim Sterben zu helfen. Trotz aller Diskussionen ist und bleibt aktive Sterbehilfe in Deutschland verboten (siehe vorangegangenes Kapitel). Und die Patientenverfügung greift erst, wenn man schon im Sterben liegt. Wem professionelle Hilfe beim Sterben verweigert wird, dem bleibt nur, die Sache selbst in die Hand zu nehmen: **Selbstmord** (Sui-

---

[1]   Aus dem Roman »Jedermann« von Philip Roth

zid). Allerdings ist das für stark behinderte Rollstuhlfahrer alles andere als einfach durchzuführen.

Genauso wie das Recht auf Leben, hat man das Recht auf einen selbstbestimmten Tod. Jeder Mensch kann sterben wie und wann er möchte. Diese schwerwiegendste Entscheidung des Lebens muss jeder eigenverantwortlich für sich treffen. Eventuell im Einvernehmen mit Angehörigen und engen Freunden. Es versteht sich von selbst, dass junge, gesunde und depressive Menschen jede erdenkliche Hilfe und Beistand brauchen, damit ein Suizid möglichst verhindert wird. Bei diesem wichtigen Thema sollte es nicht um politische und religiöse Einstellungen gehen, sondern allein um Vernunft und gesunden Menschenverstand.

Wenn man sich einmal für Selbstmord entschieden hat, dann sollte man eine Methode wählen, die das Leben schnell, zuverlässig und ohne Qualen beendet. Ein erfolgloser Selbstmordversuch kann zu zusätzlichen geistigen und/oder körperlichen Behinderungen führen. Man hat dann möglicherweise keine Gelegenheit für einen weiteren Versuch. Energisches, couragiertes Vorgehen ist also wichtig, wenn man sich einmal entschieden hat. Nur deshalb – und nicht etwa als Ermunterung zu diesem Schritt – werden nachfolgend fünf zuverlässige Selbstmord-Methoden beschrieben.

Einige Menschen, also auch Behinderte und Betreuer, lehnen es empört ab, offen und sachlich über das Thema Suizid zu diskutieren. Erst recht nehmen sie Anstoß daran, wenn entsprechende Anleitungen verbreitet werden. In anderen Ländern begegnet man dem Thema eher unverkrampft: In den USA findet man Selbstmord-Anleitungen (»how-to-kill-yourself-books« oder auch »self-deliverance-books«) sogar in den

Bestseller-Listen. Z.B. »Final Exit« von Derek Humphry. Es ist natürlich zu respektieren, wenn man das Thema für sich ablehnt. Nicht akzeptabel ist dagegen, wenn man die Ablehnung auch anderen vorschreiben will. Wir leben in einer freien Gesellschaft.

Vorsicht: Angehörige und Freunde, die von einem geplanten Suizid wissen, oder sogar dabei sind, wenn es passiert, machen sich unter Umständen wegen Sterbehilfe bzw. wegen unterlassener Hilfeleistung strafbar. Die Homepage der Deutschen Gesellschaft für Humanes Sterben informiert umfassend über die rechtlichen Grundlagen: www.dghs.de

Angeblich gibt es bei Google jeden Monat Hunderte von Suchanfragen zum Thema Selbstmord-Methoden. Es gibt hier offensichtlich einen großen Informationsbedarf. Aber: Selbstmord ist die wichtigste Entscheidung des Lebens. Über die richtige Methode sollte man sich nicht auf irgendwelche »Empfehlungen« aus dem Internet verlassen. Auch versteht sich von selbst, dass man mit seinem Suizid keine anderen Menschen belastet. In die Tiefe zu springen, sich zu erschießen, erhängen oder sich vom Zug überfahren zu lassen, scheidet damit aus. Keinesfalls sollte man andere Menschen gefährden oder Lokführern, Rettungskräften und/oder Angehörigen traumatische Erlebnisse aufzwingen.

Einer der wenigen, die sich aus wissenschaftlicher Sicht mit diesem Thema beschäftigen ist der britische Medizin-Ethiker Chris Docker. In seinem über 800 Seiten dicken Buch »Five Last Acts – The Exit Path« beleuchtet er im Detail verschiedene Selbstmord-Methoden. Das Buch ist in Deutschland bei Amazon bestellbar, aber leider nur auf Englisch. In deutscher Sprache ist zu diesem Thema kaum etwas erschienen. Den

Verlagen ist das Thema Suizid offensichtlich zu heikel. Lediglich bei Amazon wird man fündig. Z.B. »Die Friedliche Pille« von Fiona Stewart und Philip Nitschke. Das ist die deutsche Übersetzung eines australischen Buchs. Erhältlich ist es aber bislang nur als elektronisches Buch (Kindle eBook). Laut Amazon gehört es zu den 100 meist gekauften Büchern. Die Verlage ignorieren also das große Interesse der Menschen an Informationen über Wege zum selbstbestimmten, würdigen Tod. Dabei lesen das viele nur aus Neugier. Diese Bücher führen bestimmt nicht zu mehr Selbstmorden.

Was ist also die beste Suizid-Methode? Chris Dockers Antwort: Es kommt drauf an ... In seinem Buch beschreibt er fünf empfohlene Methoden. Sie werden nachfolgend aus der Sicht des Rollstuhlfahrers in Stichworten erklärt. Wer einen Suizid plant, muss sich unbedingt intensiv und im Detail mit den möglichen Methoden beschäftigen.

Methode 1: Helium-Gas. Man kauft sich eine Gasflasche mit Helium (Ballongas) und einen Gasschlauch. Den Schlauch schließt man an die Gasflasche an und klebt das andere Ende innen in eine möglichst kleine Plastiktüte. Die stülpt man sich über den Kopf, dichtet sie am Hals ab und dreht das Gasventil auf. Nach wenigen Sekunden schläft man sanft ein.

Das ist angeblich die wichtigste rational geplante Suizid-Methode, erfordert jedoch einiges an Vorbereitung und ist daher für Rollstuhlfahrer nur in Ausnahmefällen geeignet.

Methode 2: Abdrücken der Halsschlagader (Compression Method). Man wickelt sich eine Schnur, Mullbinde o.ä. um den Hals. Eventuell dreht man mit einem Knebel solange zu, bis die Halsschlagader abgedrückt ist. Die Atmung soll dadurch nicht behindert werden. Wegen des entstehenden Blut- und Sauerstoffmangels im Gehirn schläft man nach wenigen Sekunden sanft ein.

Diese Methode erfordert praktisch keine Vorbereitung und eignet sich gut für bettlägerige Patienten, z.B. im Krankenhaus oder im Pflegeheim. Allerdings braucht man zwei funktionsfähige Arme – Tetraplegiker werden das nicht können.

Methode 3: Schlaftabletten und eine Plastiktüte. Hierbei soll eine Überdosis starker Schlaftabletten für Tiefschlaf sorgen. Nach deren Einnahme stülpt man sich eine große, dichte Plastiktüte über den Kopf und dichtet sie am Hals ab. Dies verursacht nach einiger Zeit Sauerstoffmangel und eine Kohlendioxid-Vergiftung, was dann unmerklich im Schlaf zum Tod führt. Die Überdosis an Schlaftabletten allein reicht meistens nicht aus, um den Tod herbeizuführen. Man benötigt für den Tiefschlaf starke Schlaftabletten, vor allem mit den Wirkstoffen Zolpidem oder Temazepan. Diese Tabletten sind verschreibungspflichtig und entsprechend schwer zu bekommen. Bevor man sie nimmt, muss man ein Mittel gegen Erbrechen nehmen, sonst bleiben sie meistens nicht im Magen. Alkohol verstärkt die Wirkung der Tabletten. Es kann eine Stunde dauern, bis der Tod im Schlaf eintritt. Diese Methode wird seit vielen Jahren häufig praktiziert. Wenn sie (in wenigen Fällen) nicht funktioniert, dann meistens deshalb, weil die Plastiktüte zu klein war. Dann kann es passieren, dass die Luft in der Tüte verbraucht ist, bevor man richtig schläft. Man reagiert dann instinktiv panisch und reißt sich die Tüte vom Kopf.

Methode 4: Medikamente in tödlicher Dosis / Gift. Es ist nicht einfach und möglicherweise qualvoll, sich mit Medikamenten oder Gift das Leben zu nehmen. Vorbereitend sollte man ein Mittel gegen Erbrechen nehmen, damit die einzunehmenden Substanzen im Magen bleiben. Dann nimmt man eine Überdosis starker Schlaftabletten, die dafür sorgen sollen, dass man sanft im Schlaf stirbt. Erst dann nimmt man die tödliche Substanz ein. Zuverlässig tödlich wirkende Medikamente oder Gifte sind schwer zu bekommen. Man findet sie auch nicht im Internet. Bis 1992 konnte man Schlafmittel aus der Gruppe der Barbiturate für den Suizid verwenden. Die wirken bei Überdosierung zuverlässig tödlich. Gerade deshalb wurden sie vom Markt genommen.

Verfügbarer Ersatz, wenn auch viel weniger wirksam: Chlo-

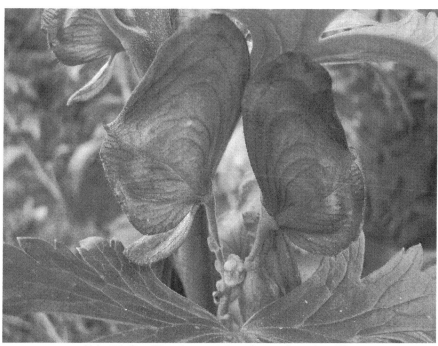

Abb. 37: Der Eisenhut aus dem Garten ist sehr giftig, tötet aber nicht immer zuverlässig.

roquin. Das ist ein Arzneistoff, der zur Vorbeugung und Behandlung von Malaria verwendet wird. Chloroquin ist z.B. in dem verschreibungspflichtigen Medikament Resochin enthalten. Schlafmittel aus der Gruppe der Benzodiazepine machen Chloroquin teilweise unwirksam. Man darf also für den Suizid keine Schaftabletten nehmen, deren Name auf -azepam endet. Stattdessen empfiehlt sich der Wirkstoff Zolpidem. Man muss 40 - 50 Tabletten mit Chloroquin schlucken, damit das zuverlässig tödlich wirkt. Das dauert eine Weile. Deshalb sollte man die Schlaftabletten erst danach nehmen. So verhindert man das Einschlafen, bevor das Gift im Magen ist. Chloroquin wirkt frühestens nach einer halben Stunde.

Methode 5: nichts mehr essen und trinken. Austrocknung (Dehydratation) ist eine gar nicht so seltene Suizid-Methode. Für Menschen mit schwersten Behinderungen ist das möglicherweise der einzige Weg, das Leben willentlich zu beenden. Die Verweigerung von Nahrung und Flüssigkeit führt in der Regel nach 10 bis 15 Tagen zum Tod. Das ist also ein langwieriger Sterbeprozess. Normalerweise sind keine wesentlichen körperlichen Qualen zu befürchten, bevor man friedlich einschläft. Nicht zu unterschätzen ist allerdings die psychische Belastung über diesen langen Zeitraum – nicht nur für den Betroffenen, sondern vor allem auch für die Angehörigen und Betreuer.

Eine bekannte Methode bewertet Chris Docker vorwiegend negativ: sich zu **ertränken**. Denn dieser Versuch bleibt in vielen Fällen erfolglos. Falls man von einem wohlmeinenden Lebensretter nach ein paar Minuten aus dem Wasser gezogen und wiederbelebt wird, besteht die Gefahr eines bleibenden

Hirnschadens. Selbstmord im Wasser kann funktionieren, wenn man mit viel Alkohol im Blut in eiskaltes Süßwasser springt. Da ist man angeblich nach wenigen Sekunden bewusstlos, weil Süßwasser sehr schnell über die Lunge in die Blutbahn gelangt. In Salzwasser dagegen dauert der Todeskampf meist mehrere Minuten lang, bis man schließlich qualvoll erstickt. Es ist also keine gute Idee, mit dem Rollstuhl von einer Hafenmole ins Meer zu plumpsen.

Selbstmord ist also nicht so einfach, wie das in vielen Spielfilmen aussieht. Eventuell sollte man mehrere der oben beschriebenen Methoden miteinander kombinieren – oder man findet doch noch einen Weg zu neuer Lebenslust.

4.3.4 Alternativen zum Selbstmord

»[...] mach das Beste aus dem, was dir geblieben ist.«[1]

Die Alternative zum Selbstmord ist ein schmerzfreies, natürliches Sterben in Würde. Allerdings kann man einen Sterbeprozess nicht natürlich nennen, der durch Apparate-Medizin unendlich verlängert wird. Nur noch wenige Menschen sterben zuhause, im Kreis ihrer Angehörigen. Manche Patienten liegen im Krankenhaus und fragen sich, wozu ihre Qualen durch die angeschlossenen Geräte künstlich verlängert werden. Sie bereuen bitter die verpasste Chance für einen selbstbestimmten Tod – sofern sie noch bei klarem Verstand sind. Selbstmord kann und sollte also nur dann infrage kommen, wenn es darum geht, einen bereits begonnenen Sterbeprozess abzu-

---

[1] Aus dem Roman »Jedermann« von Philip Roth

kürzen und damit unerträgliche Qualen zu beenden. In der allerletzten Phase kann eine vorab verfasste Patientenverfügung für ein menschenwürdiges Ende sorgen.

Die Alternative zum Selbstmord liegt vor allem in einer individuell angepassten **Palliativmedizin**. »Die Palliativmedizin konzentriert sich auf die bestmögliche medizinische, pflegerische, psychosoziale und spirituelle Behandlung und Begleitung schwerstkranker und sterbender Menschen sowie ihrer Angehörigen. Gemeinsames Ziel ist es, für weitgehende Linderung der Symptome und Verbesserung der Lebensqualität zu sorgen – in welchem Umfeld auch immer Betroffene dies wünschen.«[1]

Bei der Palliativmedizin steht der Wille des Patienten im Vordergrund. So kann er sich beispielsweise gegen eine anstehende Operation entscheiden, die ohnehin keine Heilung brächte. Stattdessen kann er sich bewusst für eine reine Schmerzbehandlung und psychische Betreuung entscheiden. Palliativmedizin ist allerdings nicht mit Sterbehilfe zu verwechseln.

Was aber, wenn man noch nicht im Sterben liegt, man aber trotzdem nicht mehr mag oder kann? Wenn man genug hat von der zermürbenden Mühsal des Alltags mit Behinderung? Wenn man dieses Leben einfach nur noch zum Kotzen findet? Wenn Frust statt Lebenfreude Denken und Fühlen bestimmt? Manchmal löst schon ein kleines Alltagsproblem den Gedanken aus: »So, jetzt reicht es mir endgültig!« In einigen Fällen lösen Schicksalsschläge den Wunsch aus, sterben zu wollen, etwa wenn ein Angehöriger stirbt. Es gibt auch die kühlen Kalkulierer, die ihr Leben als Behinderter beenden wollen,

---

[1] Quelle: www.dgpalliativmedizin.de

solange sie das noch können – und bevor altersbedingte Beschwerden die ganze Situation verschlimmern. Unterschiedliche Charaktere gehen unterschiedlich um mit Krisensituationen.

Pflegenotstand, Depressionen, Einsamkeit, Armut etc. sollten und dürfen keinesfalls Grund sein für einen Sterbewunsch. In solchen Fällen ist jede erdenkliche Hilfe zu leisten – durch Betreuer, Angehörige, aber auch durch die Gesellschaft allgemein. Eventuell kann eine Psychotherapie zu neuer Lebensfreude verhelfen. Es gibt auch wirksame Medikamente, die die Psyche positiv beeinflussen. Wichtig ist vor allem auch, dass man in ein stabiles soziales Umfeld eingebunden ist, mit Menschen, denen man vertraut und die einem in jeder Krise beistehen. Es lohnt sich, für die Fülle des Lebens zu kämpfen!

5. Stichwortverzeichnis

Acetylsalicylsäure (ASS)	175
Affektinkontinenz	77
Affektlabilität	77
Alkohol	125f
Alltagshilfen	101
Ambulanter Pflegedienst	54
Antidepressiva	78
Antriebslosigkeit	28
Aphasie	17
Apoplex	10
Arbeitslosengeld II (Hartz IV)	50
Arginin	130f, 162, 171, 175
Arteriosklerose	142, 170
Aspirationspneumonie	16
Assistenz	111
Autosuggestion	38
Baclofen-Pumpe	118
Barthel-Index	43
Betreuung	25
Betreuungsverfügung	26
Bewältigung	30, 74
Bewegungstrainer	66, 116
Blutdruck	166, 174
Blutverdünnung	175
Bobath-Therapie	34
Botox	19, 119
Buchstaben-Tafel	17
Cannabis	121f
Dekubitus	22, 170
Depression	30, 74, 76ff, 169, 176
Dopamin	81
Drehscheibe	95
Druckgeschwür	22
Dysarthrie	17
Eiweiß	130, 139, 170
Energieumsatz	136
Entlastungsleistungen	107, 110

Erektion	160
Ernährung	135
Erwerbsminderung	47ff
Finanzhilfen	103
Fliegenpilz	128
Folsäure	174
Gaumensegel-Prothese	99
Geist- und Wunderheiler	31
Gesundbeten	37
Glucose	140
Grad der Behinderung (GdB)	68
Grundsicherung	50, 106
Grüntee	126
Handauflegen	37
Harnröhren-Zäpfchen	164
Haschisch	124
Herz-Kreislauf-Erkrankung	135, 170
Herzinfarkt	12, 120, 166
Hilfsmittel	59ff, 83f
Hilfsmittelverzeichnis	59
Hirninfarkt	10
Hirnstamm-Infarkt	33
Hypnotherapie	36, 38f
Inklusion	111
Insult	10
Irrigation	154
Kleidung für Rollstuhlfahrer	181
Knochenschwund	134, 169
Kohlenhydratminimierung	137, 139
Kolonmotilität	150
Kombinationsleistung	54
Kommunikation	97
Kraftfahrzeugsteuer	201
Krankengeld	47f
Kurzzeitpflege	107, 109
Lagerungskissen	96
Lebenserwartung	204
Lecicarbon	153
Locked-In-Syndrom	17
Logopädie	16

Low-Carb   137
Luftröhrenschnitt   16
Maca   132, 159, 165, 178
Macrogol   152
Magensonde   16
Magnesium   81, 120, 134, 166, 168
Marihuana   123
Meditation   36, 40
Merkzeichen   70
Microlax   153
Mobilität   183
Motivation   28
MOTOmed   66
Musiktherapie   20, 36, 40
Muskel- und Knochenschwund   129
Muskelrelaxanzien   117
Nahrungsergänzung   166
Nervensystem   10
Nervenzellen   32
Neuronen   10, 32
Nikotin   127
Omega-3   79f, 142, 170, 175
Orgasmus   78, 127
Ortho Sandale   19
Osteoporose   169
Paleo Diet   137
Palliativmedizin   220
Paralyse   13
Parese   13
Parkausweis   70ff
Patientenlifter   96
Patientenverfügung   26, 208
Penisring   161
Perkutane endoskopische Gastrostomie   16
Persönliches Budget   112f
Pflegebett   61
Pflegegeld   53
Pflegegrad   50f
Pflegehilfsmittel   59, 63
Pflegekasse   50

Pflegesachleistung 54
Pflegeversicherung 50, 52
Plegie 13
PNF-Therapie 34
Post-Schlaganfall-Depression (Post-Stroke-Depression) – PSD 30, 76
Psyche 29, 31, 74, 117
Querschnittlähmung 12, 33
Rampen 58
Rechtsgeschäftliche Vertretung 25
Redression 18
Reha-Klinik 24
Rehabilitation 24, 28
Rollstuhl 60f, 83ff
Rollstuhlrampe 183
Rutschbrett 95
Salutogenese 37
Schlafstörungen 176
Schlaganfall 10
Schluckstörung 16
Schlucktherapie 16
Schwarzkümmel 126
Schwellkörper-Auto-Injektions-Therapie (SKAT) 163
Schwerbehindertenausweis 70f
Schwindel 33
Selbstheilung 36f
Selbstmord 210ff
Sex 155ff
Sozialdienst 24, 46
Sozialgesetzbuch 68
Spastik 18, 114ff, 149, 166
Spinale Spastik 18, 115
Spinalisation 12
Spitzfuß 18
Spontanremission 25, 31, 38
Sprachstörung 17
Sprechstörung 17
SRBT-Therapie 35
Stehgerät 65
Steinzeiternährung 137
Sterbehilfe 210ff

Steuererklärung	198
Stimmungsschwankungen	176
Stimmverstärker	100
Stuhlgang	150
Suizid	210ff
Taub-Therapie (Forced-Use)	35
Teilhabe	111
Testosteron	132ff, 164, 177
Thera-Band	42
Therapie-Methoden	34
Therapiegeräte	64
Tonus	114
Tracheotomie	16
Transfer	95
Tryptophan	30, 79, 82, 176
Übergewicht	135
Umbauten in der Wohnung	103
Urlaub mit Behinderung	186
Vegane Ernährung	147
Verdauungsprobleme	149
Verhinderungspflege	107ff, 186
Versicherungen	101
Versicherungspflicht für E-Rollis	90
Verstopfung	149
Viagra	161, 179
Vipassana	41
Vitalstoffe	166
Vitamin D	79, 134, 168f
Vojta-Therapie	34
Vorbeugende Maßnahmen	11
Vormundschaft	26
Vorsorgeregister	27
Vorsorgevollmacht	25ff, 208
Willenskraft	31, 117
Wundliegegeschwür	22
Youporn	158
Zentrale Spastik	18, 115
Zerebrale Läsion	14

6. Bildnachweis

- Titel / Abb. 1: Grafik/Foto: © Rainer Schulze-Muhr
  Rollstuhl-Icon: © Print Production GmbH, Düsseldorf. Inspiriert von „IDI-RIYA" by Parakramabahu - Own work. Licensed under Public Domain via Wikimedia Commons.
- Abb. 2: „Blausen 0836 Stroke" by Blausen Medical Communications, Inc. Licensed under CC BY 3.0 via Wikimedia Commons.
- Abb. 3: © Künzli SwissSchuh AG, CH – 5210 Windisch
- Abb. 4: Decubitus von AfroBrazilian (Eigenes Werk). Licensed under CC BY-SA 3.0 via Wikimedia Commons
- Abb. 5: „Vancouver - beggar in wheelchair 01" by Joe Mabel. Licensed under CC BY-SA 3.0 via Wikimedia Commons.
- Abb. 6: © Rainer Schulze-Muhr
- Abb. 7: © Richter Reha-Technik (www.richter-reha-technik.de)
- Abb. 8: © RECK-TechnikGmbH & Co. KG
- Abb. 9: © Rainer Schulze-Muhr
- Abb. 10-12: © MEYRA GmbH
- Abb. 13: „Wheelchair racing Parapan American 2007-cropped" by CarolSpears from an original by Marcello Casal Jr / ABr (Agência Brasil) - Licensed under CC BY 3.0 br via Wikimedia Commons.
- Abb. 14-16: © MEYRA GmbH
- Abb. 17-18: © Rainer Schulze-Muhr
- Abb. 19: „User-Integra-lifter1" by Integracp - Own work. Licensed under CC BY-SA 3.0 via Wikimedia Commons.
- Abb. 20: „Gotalk" by Poule at en.wikipedia. Licensed under CC BY-SA 3.0 via Wikimedia Commons .
- Abb. 21-22: © Rainer Schulze-Muhr
- Abb. 23: „Cannabis sativa (17)" by Pavel Ševela. Licensed under CC BY-SA 3.0 via Wikimedia Commons
- Abb. 24: „Afghan Hash" by Coaster420 - yupperoony. Licensed under Public Domain via Wikimedia Commons
- Abb. 25: © Rainer Schulze-Muhr

- Abb. 26: „Teriyaki and Lime Chicken Salad" by Saaleha Bamjee from Johannesburg, South africa - Licensed under CC BY-SA 2.0 via Wikimedia Commons
- Abb. 27: Rektum: Armin Kübelbeck. Licensed under CC BY 3.0 via Wikimedia Commons
- Abb. 28: „Ereccion" by Leonardopo - Own work. Licensed under GFDL via Wikimedia Commons
- Abb. 29: „Triple-P-injection" by Post Prostate - Own work. Licensed under CC BY-SA 3.0 via Wikimedia Commons
- Abb. 30: „VariousPills" by MorgueFile. Licensed under CC BY-SA 3.0 via Wikimedia Commons
- Abb. 31-35: © Rainer Schulze-Muhr
- Abb. 36: Knight-Crane_Convergence_Lab_-_Flickr_-_von Knight Foundation. Licensed under CC BY-SA 2.0 via Wikimedia Commons
- Abb. 37: „Aconitum carmichaelli ‚arendsii' 27-10-2005 16.09.36". Licensed under CC BY 2.5 via Wikimedia Commons

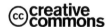

Links zu den CC-Lizenzverträgen:
http://creativecommons.org/licenses/by-sa/3.0/de/legalcode
http://www.gnu.org/copyleft/fdl.html